川野泰周
精神科・心療内科医
臨済宗建長寺派 林香寺住職

ぷち瞑想習慣

思いついたら始められる
心の切り替え方

清流出版

はじめに

「いま」というこの瞬間に意識を向けて過ごすこと、みなさんは一日のうちにどれくらいの時間していますか?

仕事に、家事に、勉強に、育児に……、何かに追われて生活をしていると、どうしてもいろいろなことを考え、心はさまよってしまっているのではないでしょうか。

この本では、「瞑想」に関する基本的な知識を、一通り学んでいただくだけでなく、毎日の暮らしにそのエッセンスを取り込む、数多くのやさしい実践法を「ぷち瞑想」として紹介しています。いままさに、追われるように日々を過ごしている人にこそ、読んでいただきたい一冊です。

私、川野泰周は禅寺の住職でありながら精神科医として診療にもあたっています。毎週クリニックでたくさんの患者さんを診察したり、お寺に来られる方たちの話をうかがったりする中で、現代を生きるということは、あふれんばかりの膨大な情報にさらされながら暮らすことを意味するのだと、いやがおうにも思い知らされます。本当にたくさんの人が、仕事でもプライベートでも、やるべきタスクを抱え込み、心の病にかかったり、自律神経のバランスを崩して慢性的な体調不良に陥ったりしている時代です。そんな方たちに、日々の生活をほんのひと呼吸でも、ほんの一歩でも、ほんのひと口でも、味わって丁寧にしていただければ、どれほど心が整うのだろうかと、いつも考えていました。

ブッダの教えや、日本の禅の瞑想をもとに、新しい科学の智慧から生まれた「マインドフルネス」という分野が、ここ数年で急速に日本にも広まっているのをご存知でしょうか？　マインドフルネスとは、マインド（こころ）がフル（いっぱい）なのではなく、その正反対、心がとても広々として、清々しい状態です。別のいい方をすれば、マインドフルな（気づきに満ちた）生き方のことを示しています。こういうと、なんだかひどく複雑なことのように思えるかもしれませんが、そのやり方はいたってカンタン。普段みなさんが当たり前のようにしていること、例えば呼吸をしながら、歩きながら、食べながら、お風呂に入りながら、いつでも手軽にすることができます。端的にいえば、ちょっとした心の向け方を意識することで、誰でもいまこの瞬間から、マインドフルネスの瞑想を始めることができるんです。そんな、とても簡単にできる「ココロの調整法」のコツを、この本の中でたくさん紹介したいと思います。

「本当にそんな単純なことで心が楽になったり、整ったりするのかな？」と疑問に思われる方もいらっしゃると思いますが、安心してください。私はこれまでに医療機関で数百人の患者さんにマインドフルネス治療を施し、数千人の一般の方にマインドフルネス瞑想を指導させていただきましたが、大変多くの方にポジティブで健やかな心の変化を実感してもらっています。

もちろん、有効性を示した科学的なデータは無数に存在しますが、それよりも何よりも、「やってみて本当によかった」というご本人の言葉が、瞑想のすばらしさを物語っています。さあ、躊躇《ちゅうちょ》するより、まずはいまから一つだけでも瞑想法をやってみてください。理屈で考えて瞑想の知識を詰め込むより、まっさらな心でただただやってみることが、マインドフルネス瞑想を行うための最大のポイントです。

私はこの本を、「いちばん易《やさ》しくて、いちばん優しいマインドフルネスの本」にしたいと思って作りました。みなさんがいままさにしている、そのひと呼吸が、瞑想の入り口です。そう、マインドフルネスの扉は、いつでも、どこでも、誰にでも、大きく開かれているのです。

目次

はじめに……3

第一章
「いつも心が疲れている」のはなぜだろう？

瞑想は、いつでもどこでも、ほんの数十秒でもできる……12
瞑想によってもたらされる効果……15
あなたはこんなことに悩んでいませんか？……17
脳がさまよっていると「脳疲労」を起こす……22
ネガティブ感情を、瞑想で切り替える……26
いまの自分に、思ってもみない変化が……29
「マインドフルネス」のルーツは禅……32
たかが呼吸、されど呼吸……36
自分にやさしくできない日本人……39
心のありようで、物事は千変万化する……45
ブッダもマインドフルネスで救われた？……48
八支正道とマインドフルネス 49

瞑想は、立ってても動きながらでもできる……52
瞑想で察知能力が上がった私の体験……56
精神科医としても効果を実感……58
東洋医学と西洋医学……61
プラセボ効果ではないと知って確信……64
人間の集中力は金魚よりも短い？ 66

第二章

日常生活の中でできる「ぷち瞑想」

「やり方」にこだわり過ぎない……70
基本の「呼吸瞑想」を覚えよう……74
集中するのが苦手な人は「歩く瞑想」を……82
ダイエット効果もある「食べる瞑想」……86
「食べる瞑想」応用編……91
電車の中でできる「つり革瞑想」……95
心を〝フロー状態〟にもっていく「色彩瞑想」……99
「朝の瞑想」でさわやかに一日をスタートさせる……103

一日の疲れをリセットする「夜の瞑想」……106
自然な眠りに導く「ボディースキャン瞑想」……109
ストレスを和らげる「ぷち瞑想」……112
生活の中に瞑想習慣を取り入れる……116
お寺の坐禅も体験してみよう……119
ランニングは走る瞑想？ 123

第三章

いざというときに役立つ「リセット術」

「リセット術」を身につける……126
じつは、あなたも無意識にやっている心理療法……130
「キーアクション」で気持ちにスイッチを入れる……135
「ラベリング」で雑念を取り、集中力を養う……141
怒りがこみあげてきたら、六秒待って……146
「三分間呼吸空間法」でネガティブ感情を手放す……151
つらく悲しいときは心に蓋をしない……155
「感情筆記法」で悩みや胸の内を吐き出す……158

一人芝居で「賢者」の自分がいることに気づく……162
マインドフルネスは、一人より「みんな」でやると相乗効果が……167
睡眠に勝るリセット術はない……172

第四章 ぷち瞑想で、「変化」を体感する！

性格はいまから変えられる……178
子育てにもマインドフルネスを取り入れて……183
感謝の気持ちは連鎖する……188
ものの見方が変われば世界も変わる……191
思い込みを取り外して自分らしさを取り戻す……195
ぜひ試していただきたい「慈悲の瞑想」……199
人間関係がよくなれば、すべての悩みは解決する……207
華道も茶道も、じつは禅がルーツ　210
おわりに……212

編集協力――浅野祐子
本文設計・デザイン――松永大輔
イラスト――池畠裕美

第一章

「いつも心が疲れている」のはなぜだろう？

瞑想は、いつでもどこでも、ほんの数十秒でもできる

「瞑想」と聞くと、「いやぁ、私にはそんな難しそうなこと無理！」「忙しくてそんな時間は取れない」「じっとしていられない性格だから精神統一なんてできない」などと、はなから敬遠する方も多いのではないでしょうか。

瞑想というと、お寺などで坐禅をし、「無の状態にならなければ、木の棒で叩かれる」というイメージがあるせいか、敷居が高い感じを与えているのかもしれませんね。坐禅はみなさんに少し誤解されている部分もあると思うので、これについてはあとで述べることにして、この本でご紹介するのは、どこでも、誰にでも手軽にできる「ぷち瞑想」です。

例えば、歩きながら、掃除をしながら、食事をしながら、歯磨きをしながら、電車の中で揺られながら……といった具合に、**日常生活の中で「ほんの少しの時間でもで**

きる瞑想」と聞くと、なんとなく自分でもできそうな気がしてきませんか。

禅僧で精神科医である私が、みなさんに瞑想をおすすめするのには、わけがあります。

心に病を抱える患者さんたちだけでなく、私のセミナーや講演会にきてくださった幅広い層の方たちに簡単な瞑想を実践してもらったところ、「心のモヤモヤが消えて頭がスッキリした」「集中力が増して仕事や勉強がはかどるようになった」「体の疲れが取れ、朝から爽快な気分」「イライラしなくなり笑顔が増えた」という声を数多く聞いてきたからです。主婦の方たちやお子さん、ビジネスマン、若者から中高年の方たちまで、**世代を超えて、瞑想には心を整える効果があることを実際にこの目で見て確信しました。**

スマートフォンなどに代表される、現代のような情報化社会では雑多な情報があふれ、世の中の動くスピードも早過ぎます。加えて、人と人の結びつきが薄れ、人間関係においてもさまざまなストレスがかかるようになりました。頭も心も疲れ、体の調子までくずしてしまうのは当然かもしれません。自分では世の中の流れについていっているように思っていても、知らず知らずのうちに、無理やストレスをため込んで息切れ状態になっている方が多いのではないでしょうか。

私が勤務するクリニックでも、心が不安定になったり、自律神経の乱れから体のあちこちに不具合が起きたりして、日常生活・社会生活に支障をきたす患者さんが増えてきました。

しかし、**どこでも比較的簡単にできる瞑想の仕方をお教えすると、みなさん見る見るうちに変わっていきます。**しかもお金はかからず、自分に都合のいい空き時間にできるのです。

ものは試し。読者のみなさんも、やってみる価値は十分にあると思います。

瞑想によってもたらされる効果

私は基本的に、「瞑想をしたらこんな効果がもたらされます。だからやってみましょう」と最初にうたうことは避けています。

ビジネスパーソン向けに書かれた瞑想関連の本にはよく「能力開発につながる」「ストレス耐性が上がる」「集中力が向上する」「ステキな自分になれる」などとうたわれていますが、**瞑想による効果を意識し過ぎたり、何かを成功させたり、得ようとする目的のために行うと、逆に雑念が入ってうまくいかない**ことが多いからです。

しかし、みなさんが瞑想を始めるきっかけになるならと思い、あえて「こんなお悩みをもつ方におすすめ」という例をいくつか挙げてみました。あなたも似たようなお悩みをもっていたとしたら、この本で述べることがお役に立つことでしょう。

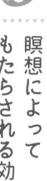

そして、ここがいちばん私のおすすめポイントでもあるのですが、**瞑想を実践していくと、自分自身を無条件に愛せるようになり、ひいては人への思いやりの気持ちが現われてくる**ということ。それがこの社会や人間関係におけるお悩みを解決する「核」となるように思います。

あなたはこんなことに悩んでいませんか？

以下に述べるお悩みのケースは、**瞑想によって改善されたという例の一部です。**ほかにも、いろいろなケースの改善例が確認されていますが、みなさんにありがちな「そうそう、私も」と思われるケースをご紹介します。

なぜそういう状態になるのか、なぜ瞑想によって改善するのかは、本書を読み進めていくうちにおわかりいただけると思います。

case 1

家にいると家事に追われ、あっという間に時間が過ぎて生活に充実感がない。忙しくて余裕がないときは、子どもにもイライラをぶつけてしまう。

case
2

人間関係がうまくいかず、いつもイラ立ちを抱えている。人のいうことを勘ぐっては不安になり、みんなに受け入れられている人を見ると妬《ねた》ましい気持ちになる。

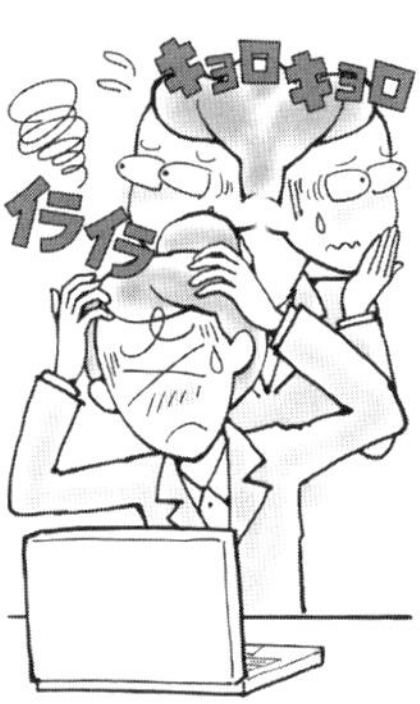

case
3

仕事の成果がなかなか出ないせいか、職場ではつねに心がどんより。やる気スイッチも入らず、職場に向かう朝の足取りが重くなりがち。

case
4

本番になると実力が発揮できず、逆に凡ミスをしてコケることが多い子どもが心配。じれったさも感じ、何か打開策はないものかと思い悩む日々。

case
5

毎日やることが多過ぎて、予定通りに事が進まない。どれもサクサクとはかどらず、時間がせまってくるとパニッ

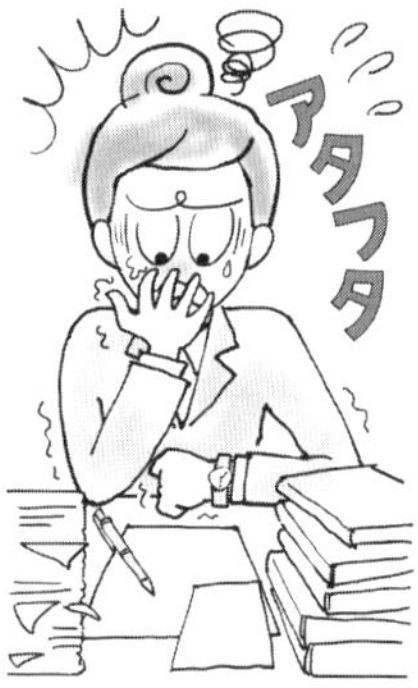

クになることもある。

case
6

ダイエットに何度挑戦しても、ほとんど撃沈。健康診断では糖尿病予備軍といわれているが、ついつい食べ過ぎてしまう上、酒量も減らせない。

case
7

早く床に就くのに、なかなか眠れず、睡眠が浅くて何度も目が覚める。朝起きてもスッキリせず、つねに疲労感がつきまとっている。

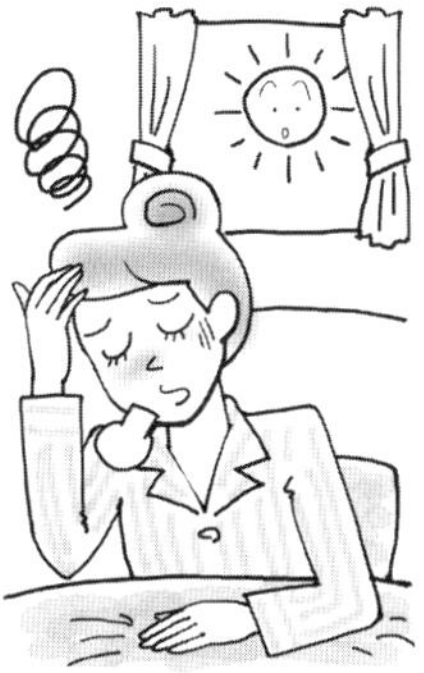

case
8

定年退職後は毎日が日曜日。これが楽しいと思えることもあまりなく、ほとんどやることがない単調な毎日に人生への絶望感も感じる。

case
9

自分はいつも損な役回り。人がやったことの後始末や家族のフォロー、たびたび頼まれてしまう助っ人役にも嫌気が。自己嫌悪に陥ることも多々ある。

case
10

何をやってもうまくいかない。よかれと思ってやったことも悪い結果になることが多く、自分で自分のことを「ダメ人間」と評価してしまうのが悲しい。

これらは、瞑想で「変化」があったという方たちの悩み事のほんの一例です。「瞑想で、そんな悩みまで解消するの？」と疑問に思われるかもしれませんが、じつは別々のお悩みのようでありながら、**みなさんに共通しているのは、「脳がさまよっている状態」にあること。**瞑想をすると心が整うだけでなく、同じ状況に置かれているのに「あれ？　周りも変わった？」と感じることが起きてきます。

精神科医として数多くの方のケースを見てきた私でさえ、「ここまで効果があるとは」と驚いたくらいです。それは魔法でもなんでもなく、医学的に見ても確かに理に適っていることなのです。

この本を読まれて、瞑想を体験してみると、みなさんのお悩みがきっと緩和されていくことでしょう。

脳がさまよっていると「脳疲労」を起こす

まず、わかりやすいお話として、主婦の方のお悩みを例にとってご説明していきましょう。

主婦の仕事は終わりがなく、勤め人のような退社時間がないので、二四時間勤務といっても過言ではありません。

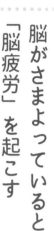

朝食のあとかたづけをしながら「今日は銀行に行って、買い物をして。あ、その前に洗濯と掃除もしなくちゃ。お天気がいいから布団も干そうか。そうそう、子どもの学校に提出する書類は明日までだわ！」など、脳はめまぐるしくさまざまなことを考えているはずです。

そして掃除機をかけ始めようとしたとたん、チャイムがなったりして、やることを中断させられることも……。「もうっ、この忙しいときに〜」と少しイラッとしてしまうことも多いでしょう。ましてや子育て中のお母さんなら、子どもが泣いたとたん、それまでしていたことをすべてストップしなければならないので、自分の予定通りに物事が進まないことがほとんどだと思います。

そんな一日が終わると、体も心もグッタリ。「今日もバタバタしっぱなしで、あっという間に終わってしまったな。何もまとまったことができなかったような気がする」とむなしさすら感じるかもしれません。

これは主婦だけでなく、毎日仕事に追われているビジネスマンも同じような思いを味わっているのではないでしょうか。

「あれもしなくちゃ、これもしなくちゃ」とあれこれ考えながら慌ただしく動き回っているとき、体は機械的に動いてはいるものの、**心ここにあらずの「マインドワンダリング状態」になっています。**つまり、心がさまよっている状態ですね。

そのとき、脳はどのようになっているかというと、**「デフォルト・モード・ネットワーク（＝DMN）」**という脳の神経ネットワークがフル活動状態になっています。

デフォルト・モードとは、簡単にいえば脳がアイドリング状態にあるようなもの。すぐ動けるように、**ずっとエンジンがかかったままスタンバイしているので、脳も次第に疲れてきてしまいます。**

気が散っていたり、解決策が思いつかない問題をあれこれ考えたり、無意識のうちに何かをこなす「自動操縦状態」のとき、脳の「DMN」が過活動になります。これが脳疲労を起こす原因。脳のエネルギーがどんどん消耗していきます。**「DMN」の状態は、なんと脳のエネルギーの約六〜八割を消費しているのです。**

集中力がなくなり、効率的に動けなくなるのは、脳が疲労しているため。作業のスピードが落ちて時間だけが過ぎていき、やりたいことの半分もできなかったと嘆く結果になります。

一方、何かに意識を集中しているときや夢中になっているときは、脳はほとんど疲れません。楽しいと感じることや、夢中になれることをしているときって、作業量が多くてもあまり疲れを感じないものでしょう。楽しみながらやっている仕事と、嫌々ながらやっている仕事を比べると、その差は歴然。しかも楽しんで夢中になっていれば、作業がサクサクと進み、終わったあとには充足感があります。

このとき、脳は**「セントラル・エグゼクティブ・ネットワーク（＝CEN）」**という神経ネットワークが活性化している状態にあります。**「CEN」が活性化されると、集中力や注意力、判断力、創造力が増し、作業効率もアップするのです。**

最近の研究では、瞑想をすると「CEN」が活性化し、「DMN」が鎮まることもわかってきました。瞑想によって「DMN」の働きを抑え、心がさまよっている状態をストップさせると、「CEN」が活発に活動し始めます。

そうなると疲れの度合いがまったく違ってきます。日々のストレスも軽減されるに違いありません。

ネガティブ感情を、瞑想で切り替える

いまはネットの時代。パソコンやスマホで調べたいことがすぐわかり、情報量がものすごく増えました。

脳疲労を起こしてしまう原因の一つがこの「情報過多」。たくさん入ってくる情報に対して、それを理解するスピードが追いついていけず、脳がさまよう状態になっているのです。

また、ネット時代を反映して、職場でも効率化やスピードアップが求められ、いくつものことを同時にこなさなければならなくなっています。いわゆるマルチタスク化です。すると**一つのことに集中できず、何かをしながら別のことを考えているので、脳疲労は増すばかりです。**

人は本能的にエネルギーの消耗を防ごうとするので、なるべく余計なことを考えず、惰性で生きようとするところがあります。とくに心が疲れているときは、何かに意識を向けることさえ面倒になるものです。

本当は何かに意識を集中させることによって、エネルギーがロスすることはないのですが、現代人は時間に追われているので、心の余裕までなくしてしまっています。

例えば、昨日の疲れが抜けないまま、朝起きたらぼんやりと歯を磨き、食事も惰性的に食べ、駅に向かうときは仕事のことを考えて周りの景色も目に入らない。自動操縦状態です。また、次にやることがあれこれ頭をかけめぐり、それを考えるだけで精一杯という方も多いでしょう。だからちょっとしたことでイライラしてしまったり、何かあるとすぐ落ち込んでしまったり、そんなネガティブ感情に支配されると、ますます脳が疲れてしまいます。

しかし、そんなときこそ数十秒でもぷち瞑想をすると、ネガティブ感情から気持ちを切り替えることができるようになります。**気持ちの切り替えスイッチが入るのです。**

いまの状態からいったん気持ちを切り離し、リラックスさせるとおもしろいくらいに心が安定してきて、「まあ、それはそれ。次のことに意識を向けよう」という気持ちになります。

イライラして眠れない、すぐ落ち込んでしまう、何事にも集中できないというような状態のほとんどは、脳が疲れているために起こります。**脳疲労を取り除く瞑想を習慣づければ、スッキリとした気持ちで次のことに臨めるはずです。**

いまの自分に、
思ってもみない変化が

瞑想の習慣を身につけていくと、**いままで感じられなかったものや見えなかったものにも、気持ちが向けられるようになります。**

ある夏のこと。私の患者さんの一人で、ちょっとしたことにもイライラしてしまうという中高年の男性がいました。彼はどちらかというと堅物タイプのビジネスマン。「瞑想など科学的根拠のないものはいっさい信じない」といい張っていましたが、とにかく、ものは試しということで実践していただきました。

その彼が、しばらくたった頃「先生、瞑想の本があんなに売れている理由がわかりました。私も不思議な体験をしたんです」といいます。

聞けば、通勤途中の道で、いつもは蝉の鳴き声を「うるさいな」としか感じられなかったのに、瞑想を始めて二週間ほどたった頃、なぜかふと蝉の声がする木のところで立ち止まりたくなったそうです。すると小さい頃の夏休みに、山で遊んで楽しかったときの記憶が突如よみがえってきたとのこと。

「しかも、そのとき涙が流れてきたんですよ。あんなにうっとうしいと感じていた蝉の声を、心地よく感じている自分がいて驚きました」と、自分でも予想できなかった感覚の変化に気づいたようです。

それは彼にとって衝撃的な、驚くべき変化だったに違いありません。

瞑想をしているうちに、受容性のキャパシティが広がり、周りの風景や人々に対する見方や、自分の意識にも変化が訪れます。

いつも時間に追われて忙しく歩いている人が、「今日はそよ風が吹いて気持ちがいいな」と感じられたり、道端の草花に目が止まって心が和んだりして、おだやかな気持ちで仕事に臨めたとしたら、その日一日の気分も違ってきますよね。

そしてゆくゆくは、思いやりの気持ちや感謝の気持ちがわいてきて対人関係がうまくいくようになります。

ある女性は、上司とうまくいかないことに悩んでいました。しかし瞑想をすると、「あの人が私のことをどういおうと、私は私」と思えるようになったそうです。

それは瞑想によって「自己肯定感」が養われたためだと、私は見ています。

瞑想を始めると自分を大事にする気持ちが生まれ、他者に対しても嫌いという感情や憎しみの感情が少なくなります。そして最終的には嫌いな人にも思いやりの気持ちを向けられるようになってきます。

「いろいろな人がいるから、仕方がないですよね」と達観できるまでになった彼女の変化を見て、ストレス耐性もできてきたように思われました。

「マインドフルネス」のルーツは禅

「はじめに」でも触れましたが、「マインドフルネス」という言葉がいま日本でも注目されているので、みなさんも耳にしたことがあるのではないでしょうか。

マインドフルネスは、この本でご紹介している瞑想と同じ考え方に基づいているので、ここで簡潔にご説明しておきたいと思います。

「マインドフル」とは「心を向ける」「心を配る」という意味で、マインドフルな生き方をマインドフルネスといいます。

マインドフルネスの定義は、一言でいうと**「いま、この瞬間のことに注意を向け、いま、この瞬間を大切にする」**ということになります。

「そういわれても、なんだかピンとこないな」という方が多いかもしれませんね。

具体的にいうと、掃除をしているときなら、きれいにすることだけを考える。ほかのことはいっさい考えず、掃除に意識を集中する。つまり、余計な雑念を取り払い、いま取り組んでいるものや目の前にあることだけを考えて、一生懸命に取り組めば、マインドフルネスをやっていることになります。もっといえば、考えるのではなく、**「ありのままに感じる」**といったほうがいいでしょうか。

瞑想で呼吸に意識を向けて集中することも、マインドフルネスになります。

マインドフルネスという言葉を医学の分野で最初に発信したのは、アメリカ・マサチューセッツ大学医学大学院のジョン・カバットジン博士です。

マインドフルネスは初め、内科的な慢性疼痛や腰痛、リウマチ、原因不明の痛みを軽減するための治療に用いられましたが、カバットジン博士が精神科医だったこともあり、うつ病や不安障害などの治療にも効果があるとわかりました。のちに、血糖値の改善や糖尿病にも効果があったと報告されています。

現在は心理療法や精神修養に広く用いられ、ビジネス分野では能力開発やストレス対策に効果があるとして、グーグル、マイクロソフトといった世界の名だたる大企業も取り入れています。

そんなマインドフルネスの概念は、日本の「禅」をヒントにしたものといったら驚かれるでしょうか。カバットジン博士は**「禅から宗教色を取り除いたものがマインドフルネス」**だと語っています。禅の瞑想効果を科学的に検証し、研究データをもとにプログラム化したものがマインドフルネスの手法です。

禅寺で坐禅をして行う静座瞑想も、禅僧の修行で行う掃除や調理などの生活瞑想も、「いまこの瞬間に、全力で集中する」点ではマインドフルネスそのもの。**日本で育まれてきた禅の手法が欧米に伝わり、それが近年、マインドフルネスという言葉で日本に逆輸入されたということになります。**

そういう意味で、私は「禅とマインドフルネスは同じもの」ととらえています。

欧米では、日本よりもいち早くマインドフルネスや瞑想の効果に着目し、多くの人が取り組むようになりました。大元の、禅の精神が根づいているはずの日本で立ち遅れたのは、オウム真理教の事件などによって、宗教や瞑想への嫌悪感と拒絶反応があったせいかもしれません。

しかし近年のヨガブームをきっかけに、日本でもまず若い女性たちがマインドフルネスの呼吸法や瞑想法に目を向け始めました。そして、世界をリードする大手ＩＴ企業が社員のメンタルヘルス、作業の効率化などに有効ということで、マインドフルネスを取り入れ、実践して成果を上げていることから、男性ビジネスマンにも広く取り入れられるようになっています。

たかが呼吸、されど呼吸

マインドフルネスで最初に実践する基本トレーニングは、呼吸法です。呼吸に意識を向ける瞑想法ともいえます。詳しいやり方は次章で述べますが、ほかのことは何も考えず、呼吸そのものに集中して「いま息を吸った。いま息を吐いた」と意識を向けることで、マインドフルな（心を向ける）状態を作っていくのです。

そのイメージが強いせいか、「マインドフルネスとは、呼吸に意識を向ける瞑想法」と思われている方が少なくありません。しかし「呼吸瞑想」は、最初にマインドフルネスを体験してもらうための方法です。

マインドフルネスとは、瞑想法を指すものではなく「生き方の指針」になるもの。**マインドフルネスも禅も、自分の心と向き合いながら「生きるための考え方のコツ」**

をつかむ手立てといってもいいでしょう。

ではなぜ、マインドフルネスや瞑想ではまず呼吸に意識を向けることから実践するのでしょうか。

呼吸は、誰もが当たり前のように行っています。特別に意識しなくても、ごく自然に呼吸をしています。また、ほかの内臓は自分の意思で動かせませんが、呼吸は唯一、自分の意思で操れる体の機能です。

深く息をしたり、息のリズムを整えたり、自分でコントロールができるので、いつでもどこでも、**気持ちを切り替えるときの「スイッチング」に使えるのが呼吸瞑想のよさです。**そして普段は気に留めていない、当たり前のように行っている呼吸にあえて意識を向けることで、いまの自分、ありのままの自分に気づく練習になります。

ところで、普段は意識せずにできている呼吸も「吸う〜。吐く〜」と意識してやってみると、かえって乱れてしまうことがあります。呼吸を整えようとすればするほど不自然になってしまい、「あれ？ おかしいな。いつものように自然に息ができない」

と戸惑うものです。

しかし、そこに気づくことも大事なポイントです。

「うまく呼吸できない自分」を素直に感じ、それを受け入れることで、ありのままの自分を愛する「自己肯定」の気持ちにつながっていきます。**「何もしなくても普通に息ができる自分の体って、すごいな。すばらしいな。ありがたいな」**と思えてくるかもしれません。

ありのままの自分に気づき、心が軽くなると次の新たな気づきが生まれることになります。普段は意識していなかった「当たり前のこと」にも目が向けられ、先に述べたように感謝の気持ちや思いやりの気持ちが徐々に現われてくるのです。

「自分を変えたい」「いまの状況を変えたい」という人たちに、マインドフルネスがこれほど受け入れられたのは、呼吸瞑想を体験することによって、実際に自分の変化を感じられたことが大きいのでしょう。

自分にやさしくできない日本人

現代はストレス社会といわれています。その要因はいろいろありますが、人の評価を気にして不安になったり、人に認めてもらおうと必要以上に無理をしたりして、現代人の心は疲れてしまっています。

あげく「こんなにがんばっているのに報われない」「みんなはできるのに私はできない」「どうせまた失敗するに決まっている」というようなネガティブな気持ちに支配されてしまい、負の感情はどんどん連鎖していくようです。

そうなってしまう原因の一つには、**自己肯定感の低さが考えられます**。自分の嫌なところ、ダメなところを含めたありのままの自分を認める力が弱く、自信をもって生きることができなくなっているのです。

じつは、世界の中でも日本人の自己肯定感は極めて低いというデータがあります。とくに「自分自身に満足している」「自分には長所がある」という若者の割合が、欧米諸国に比べると非常に少ないことがわかりました。

また「他人が困っているときにかけてあげる言葉を、自分にもかけてあげているか」という質問に対しても、「そうしている」と答えた日本人はほとんどいませんでした。自分のことは好きだけど、自分にやさしくできない人が多いんです。

日本人の自己肯定感の低さは、バブルの崩壊と社会の急激な欧米化に起因していると考えられます。

団塊の世代までは高度成長期で、自分ががんばればそれに見合った手応えを感じることができました。しかしバブルの崩壊をきっかけに、現代人は過剰に防衛本能が働くようになりました。「もう自分はだまされないぞ」という社会に対する不信感、「がんばっても無駄」というあきらめの気持ちや将来への不安感が増してきて、自信をもてなくなってしまった人が多いのです。

また、いまの企業は欧米並みにオリジナリティーや創造性、コミュニケーション能

自己肯定感の意識調査

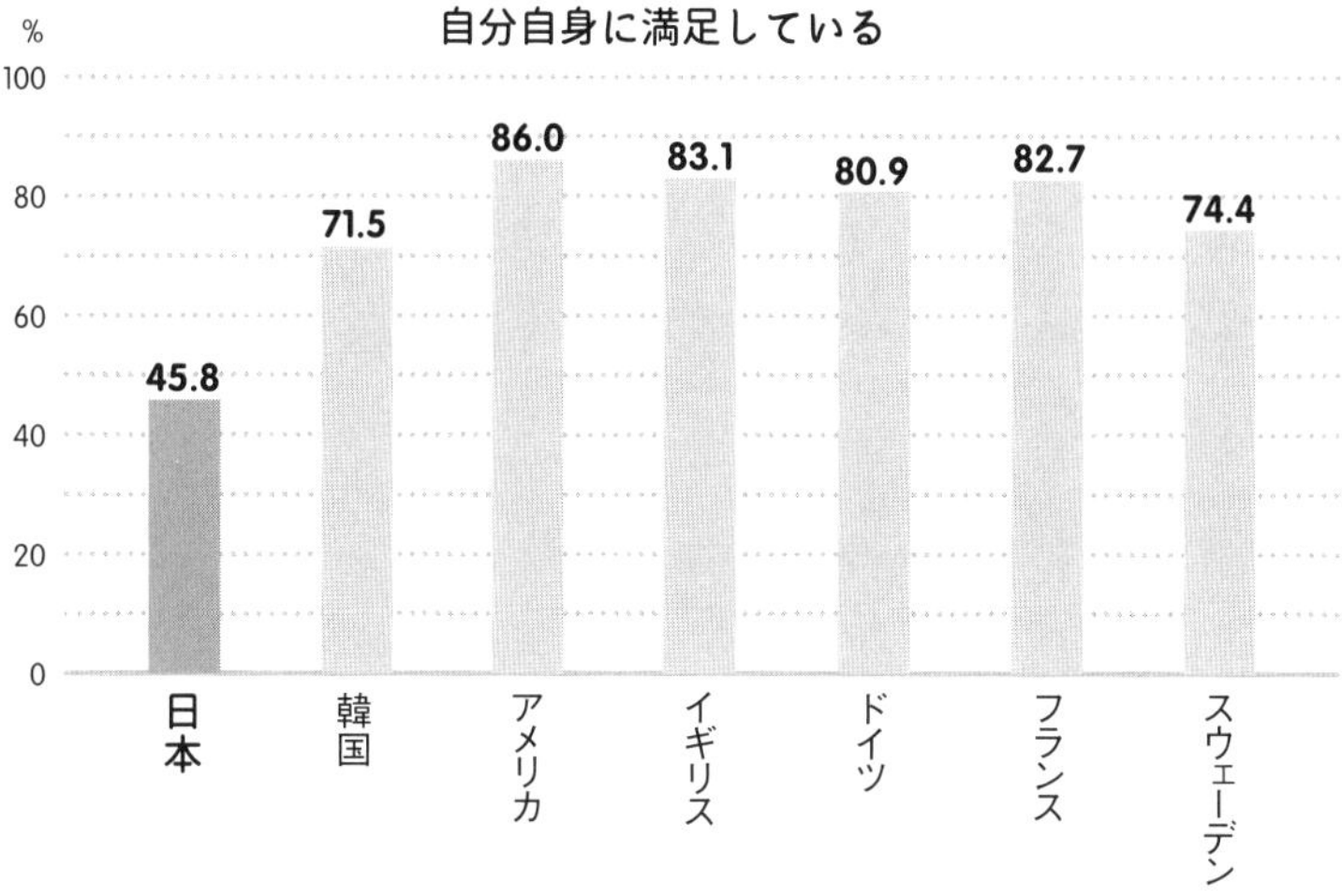

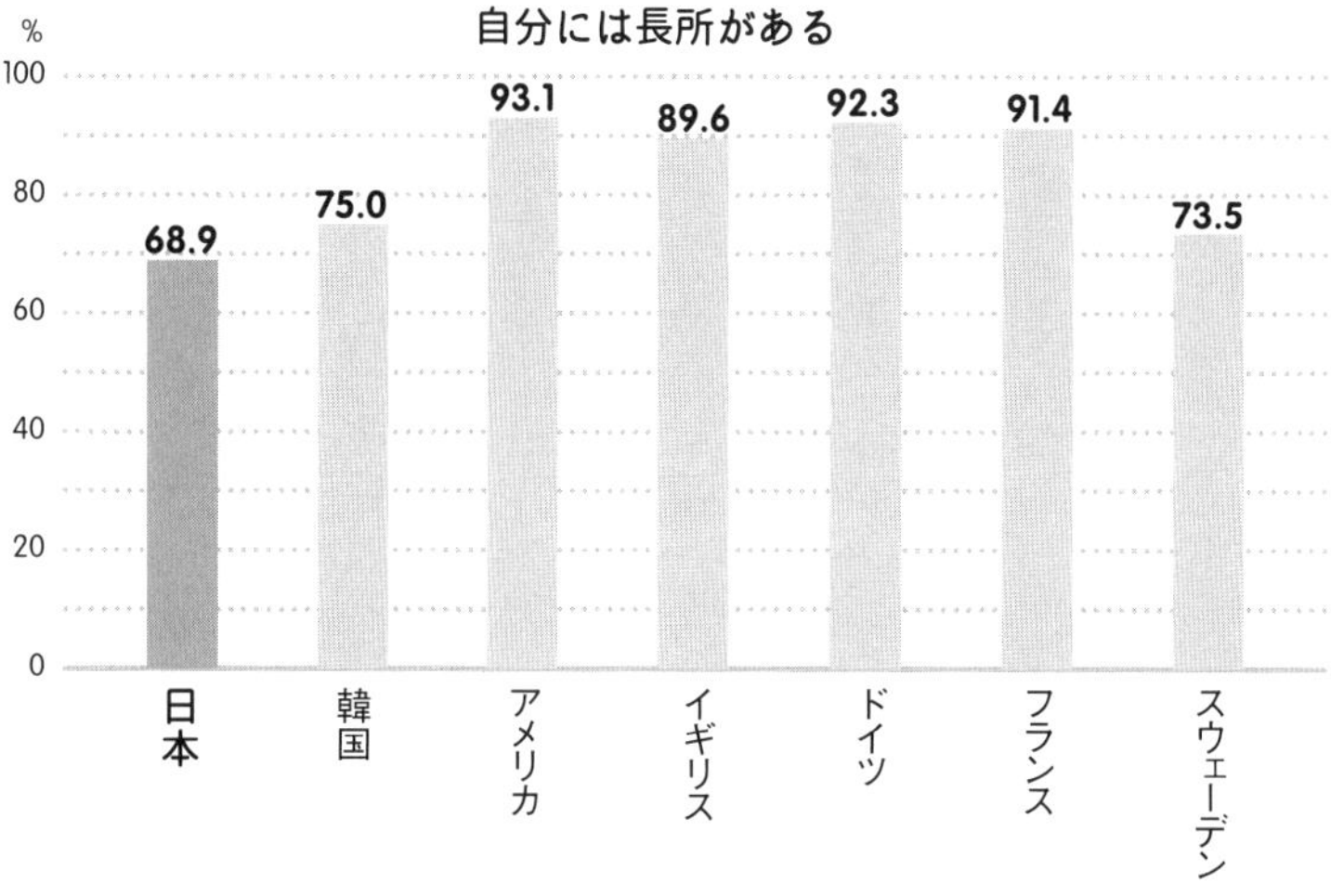

出典：特集　今を生きる若者の意識～国際比較からみえてくるもの～
平成26年版　子ども・若者白書（内閣府）より

力のある人材を求め、結果を出すことが重視されます。社会に出たとたん学校教育で教わってこなかった能力を求められ、自分はいい点を取るために勉強をがんばってきたのにあの努力はなんだったのかと自信をなくしてしまう若者が目立ちます。

「さとり世代」といわれる最近の若者も、自信のなさから心にバリアを張って「人生はこんなもの」と初めからやりたいことを放棄しているように思われます。

そんな現代人に、いま必要とされるのは自分への思いやりや慈しみの心を向ける「自慈心《じじしん》」です。人がどうであれ、たとえ自分が欠点だらけだったとしても、自分のことを大切にできるのが自慈心です。

「まあ、今回は仕方がなかったよね」「そういうこともあるさ」「よくがんばった自分をほめてあげよう」と自分を思いやれる人は、同じ発想で他人を思いやることもできます。人のことって、自分の心に余裕があって初めて考えられるものでしょう。

自慈心は、自己愛とは少し違います。自己愛は自尊心に近く、健全な自己愛なら自分を成長させる力になります。例えば「私は料理が得意。さらに腕を上げるようにがんばろう」となるのが健全な自己愛です。

ところが、その自己愛が歪んでしまうと「こんなにがんばっているのに、誰も評価してくれない」「あの人はすぐケチをつける」と不満や不平につながっていきます。歪んだ自己愛は、人からほめられ続けていないと維持できなくなるのです。

自分に自信のもてない現代人の悩みの多くは、歪んだ自己愛が引き起こしているとも考えられます。そして「自分さえよければ、他人のことなどどうでもいい」という発想になりがちです。確かに、自分のことでいっぱいいっぱいだと、人のことまで考えられませんからね。

マインドフルネスや瞑想は、自分のことを手放しで愛するためのトレーニングになります。ネガティブな感情に気づき、呼吸に意識を向けようと思った時点で、自分を思いやる気持ちが生まれるからです。

私はこの時代に生きる現代人にこそ、禅の考え方が役に立つと思っています。

仏教には「自力本願」と「他力本願」という二種類の考え方があります。禅宗の考え方は「自力本願」です。何かによって救われると説く「他力本願」に対し、「自力本願」は自分を救うのは自分しかいない、自分の努力で自分を高めていくという考え方なので、誇り高き武士に受け入れられてきました。

そう考えると**「自力本願」の禅は、プライドは高いけれど自信のない現代人にぴったり。**自分で自分の心を整え、自分を高めていくことができたら、大きな成功体験となって自信がついてくるのではないでしょうか。

心のありようで、物事は千変万化する

禅宗の一つ、曹洞宗の道元《どうげん》禅師が重んじた「念起即覚《ねんきそっかく》」という言葉があります。自分の中に雑念が起きたとすぐ気づけば、その雑念がだんだんと小さくなり、さらには形を変えてやさしくなれるという意味の言葉です。

例えば、ものすごく怒っているときでも、俯瞰《ふかん》した目線で一歩引いて自分自身を見てみると、その感情が一気に醒めていくことってありますよね。「私はいま落ち込んでいるな」「イライラしているな」と自分の感情に気づくと、客観的に自分の感情を見つめられ、ネガティブな感情が徐々に薄れて心が落ち着いてくるものです。

そのとき大事なのは、**たとえネガティブな感情であっても、その感情をジャッジ（価値判断）しないこと**です。その感情を消そうとか、忘れようとする必要もありません。

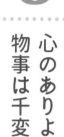

ありのままの感情に気づき、マインドフルに受け入れるだけで消化されていきます。「怒っている自分がいるな。よし、呼吸に意識を向けよう」と深呼吸をするだけで、怒りが少しおさまってくるはずです。

自分をとりまく物事というものは、とらえ方次第でいかようにも変わってきます。同じ物事でもネガティブにとらえたときとポジティブにとらえたときでは、見方がまったく違ってきます。

「雨が降ってうっとうしいな」と思うか、**「この雨で庭の草木も潤うな」**と思うかで、**見方や心持ちがぜんぜん違ってくる**でしょう。それを表わした言葉が「日々是好日《にちにちこれこうじつ》」です。雨の日でも晴れの日でも大切に生きれば、尊い一日になるという禅の教えでもあります。

臨済宗中興の祖である白隠《はくいん》禅師は**「妄念《もうねん》で世界を見ると地獄に見え、正念《しょうねん》で見ると極楽に見える」**といいました。妄念とはネガティブ系の雑念のこと。正念とは正しい思念で、これを英語で表現した概念がマインドフルネスということになります。

ものは考えよう。相手の嫌なところばかり目につくと、会っているだけで気が重くなりますが、「いいところばかり！」と思える人なら、会うのがすごく楽しみになります。この気持ちの差って、地獄と極楽くらい大きいですよね。

また、少しネガティブな状況であっても「きっと乗り越えられるはず」と思って臨むか、「失敗するに決まっている」と思うのとでは、モチベーションも違ってきます。前者はたとえ失敗したとしても、「まあ、いいか。次はがんばろう」とすぐに気持ちを切り替えられるはずです。

自分を取り巻く世界は「自分で創り上げている」ともいえますね。

ブッダもマインドフルネスで救われた？

瞑想に関連して、ここで少し仏教のことにも触れておきたいと思います。

マインドフルネスの概念は、二五〇〇年前からブッダの教えとして伝えられてきたものでした。呼吸瞑想も、その一つ。人は何かを与えられることによって変わるのではなく、もともと人間の機能として備わっている呼吸に意識を向ければ変わることができると、有名な経典の中にも書かれています。

ブッダは絶対的な神ではなく、一人の人間でした。**私たちと同じように悩んだり苦しんだりして、自分の心と向き合ってきた人間です。**

「生老病死」という苦しみからどう逃れられるか、この迷いをどう乗り越えたらいいか、そこから救われるためにはどうしたらいいかと悩み、あるとき**「いまという時間**

を大切に生きればいいんだ」と気づきました。ブッダはそれで自分の心が救われたので、自分の経験をみんなに教えました。

「整った心、落ち着いた心で物事を見れば、ありのままが見えて心が澄んできますよ」と、「正念（＝マインドフルネス）」の教えを始め、八つの救われる方法**「八支正道《はっししょうどう》」**について説いたのです。だから最初は宗教ではありませんでした。

八支正道とマインドフルネス

お釈迦様（ブッダ）が教えた、人間が正しく生きるための八つの実践方法。マインドフルネスはこのうちの「正念」に当たります。八つのうちの一つでも実践すれば、残りの七つも自ずと動き始める、というイメージでもあります。それを具現化して表わしたのが、51ページの図のような「法輪」という仏具です。

そもそも、仏教とは宗教というよりも哲学に近く、「どう生きていくべきか」という智慧を伝えるものです。心を豊かにして楽しく生き、最期はいい人生だったと思って死んでいけるような生き方を説いてきました。そしてブッダだけがすばらしいのではなく、人は誰でもブッダのようになれると説いているのが仏教です。

仏教は発祥地のインドからアジア各地に広がり、時代を経るにつれその中身も変わっていき、大乗仏教と上座部仏教（小乗仏教）に分かれていきました。日本に伝わった大乗仏教は、「人に対する慈悲の心を大切にし、和合をもってみんなで救われましょう」という考え方。上座部仏教はどちらかというと、自分を鍛えて、一人で自分と向き合っていくやり方です。

しかし、時代とともに変わっていくことを許したのがほかならぬブッダでした。「自分の教えを忠実に守りなさい」とはいっていません。ただし、自分たちの修行を続ける上で、間違った方向にいかないように**「八支正道」の原則だけは忘れないように**といっています。

私は禅僧ですが、宗教にはこだわらなくていいという立ち位置です。欧米のキリスト教社会に「マインドフルネス」という言葉で禅の考え方が伝わろうが、他宗教の人が禅寺で坐禅をしようが、ブッダの教えの中にあったエッセンスを生き方のヒントにしていただければいいと考えています。実際に海外のクリスチャンでもマインドフルネスを通して禅のエッセンスを取り入れる時代ですし、瞑想や呼吸法も近年のヨガブームをきっかけに世界中に広がっています。

　禅との関係性の中で「動禅」と呼ばれているヨガ、そしてマインドフルネス、禅の教えのいずれもが目指しているのは「心の平穏と調和」です。**大事なのは、自分の中にいる「菩薩」に気づき、慈悲の心をもって生きることなのです。**

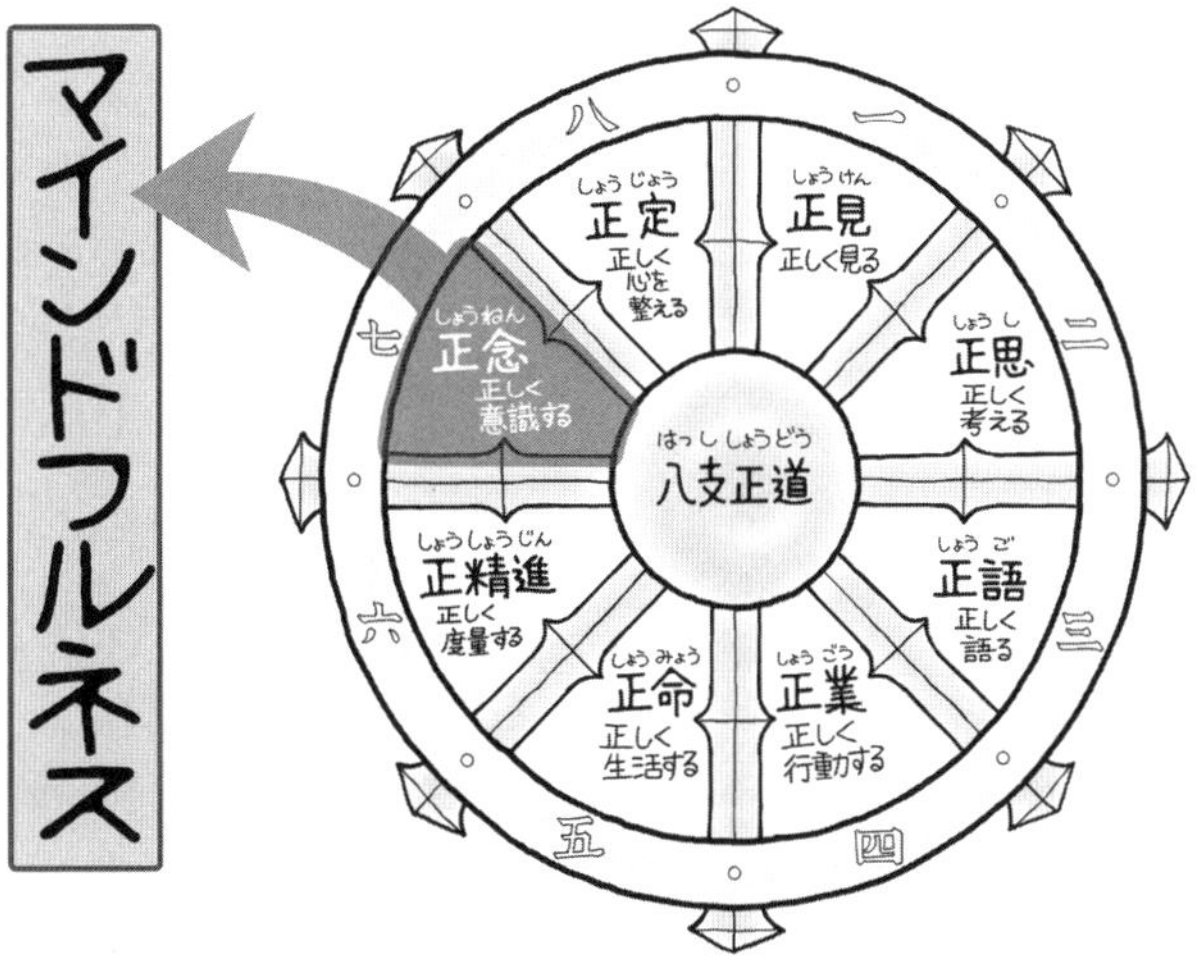

瞑想は、立っても動きながらでもできる

瞑想といえば坐禅を思い浮かべる方がほとんどだと思います。もちろん、坐禅は本格的な瞑想ができますが、冒頭で書いた通り、**この本でご紹介する「ぷち瞑想」はもっと手軽にできるやり方です。**

立ったまま、動きながら、寝ながらでもできる瞑想を知れば、「瞑想って、座らなくてもできるんだ！」「それも瞑想していることになるのか～」と、みなさんが抱いているイメージをくつがえすことになるかもしれません。

瞑想のやり方は、大きく分けると二種類あります。ずっと体を動かさずに一点の対象に集中を維持するように行う瞑想と、周りに注意を向けながら風や音、ありのままの状態を受け入れて行う瞑想です。**瞑想用語では、前者を「サマタ瞑想」、後者を「ヴィ**

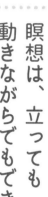

パッサナー瞑想」といいます。

坐禅や、マインドフルネスのトレーニングで静座して行う呼吸瞑想は、サマタ瞑想の要素が大きい方法。禅僧が修行で行う托鉢《たくはつ》や、掃除、食事の用意など庫裏《くり》（台所や、僧侶の居住する場所）での作務《さむ》、みなさんが日常生活の場面場面で行える生活瞑想は、ヴィパッサナー瞑想の要素が大きい方法にあたります。

参考までに、私たち禅僧が修行で行う生活瞑想の一部をご紹介しましょう。

例えば掃除をする場合、普通は「もっときれいにしよう」とか「雑巾がけが終わったら庭掃除だ」というように、いろいろな雑念（段取り）が生まれるものです。でも気が散っていては瞑想になりません。

私たちはそういう雑念の入る隙を与えないように、限られた時間で一瞬も休まず、全力でやるようにといわれます。つまり雑巾がけをするときは、考える「間」がないほど一心不乱に、全神経を集中してやるのです。

こういう庫裏での作務も瞑想修行の一つ。坐禅だけが瞑想ではないとおわかりいただけたでしょうか。

呼吸瞑想や座る瞑想にこだわらなくても、生活のあらゆる場面で何かに意識を集中して気持ちを向けたとき、「瞑想している」状態と同じになります。生活の一つひとつの動きを瞑想的に行うことは、すなわちマインドフルに生きるということになるのです。

生活瞑想ができるようになると、日常生活の中でもそれが生かされるようになります。朝、目覚めて活動モードに切り替えるとき、家事や仕事、勉強を効率的にこなしたいとき、いま現在の気持ちを立て直したいとき、一日の疲れをリセットしてぐっすり眠りたいときなど、少しの時間の瞑想で心身の切り替えスイッチがオン。その場で自分の呼吸に意識を向けるだけでも違ってきます。

マインドフルネスの呼吸瞑想も、やっていくうちにサマタ瞑想からヴィパッサナー瞑想に変わっていくのがわかります。最初は呼吸だけに注意を向けていますが、だんだん周りを見られるようになるのです。周りは見えていますが、外界からくる刺激や内界からくる感情のいずれにも左右されないので、脳は穏やかな状態といえます。

しかも、冷静沈着に心を保ちながら、何かあればパッと気づいて対処できるようになります。禅の托鉢修行では、「引き手さん」と呼ばれるリーダーが歩きながらお経を読み、それでいて後ろに続く僧たちの状況を感じ取っています。みんなのペースに気を配りながら、車が来たら脇に寄り、しかし意識は読経に集中している。瞑想状態を保ちつつ、瞬時に対応できる目配りもしているということです。

このように、瞑想習慣やマインドフルネスが身につくとマルチタスクの情報を同時に処理する能力が備わってきます。ビジネスマンが飛びつくのもわかりますね。

瞑想で察知能力が上がった私の体験

前項の話に関連して、私にもおもしろいエピソードがあります。

その日、私は友人との待ち合わせ時間に間に合わなくなってしまい、急いで現地に向かって歩いていました。道々、約束の時間に遅れて申しわけないなという気持ちにさいなまれていましたが、「いまはこの状況を受け入れて、歩くことに集中しよう。呼吸に意識を向けて心を整えよう」と考えながら、呼吸と歩数を合わせていました。次章で述べる「歩く瞑想」の簡単バージョンをやっていたわけです。

すると突然、横から自転車が飛び出してきました。その瞬間「これはぶつかる！」と思ったのですが、瞬時にパッとよけている自分がいたんです。

それには私自身もびっくり。絶対にぶつかってもおかしくない状況だったのに、無意識に身をかわし、事なきを得たのでした。

これが普通に、何も考えずただの急ぎ足で歩いていたなら、確実にぶつかっていたに違いありません。つまり呼吸に意識を集中させると、ほかのことが目に入らなくなったり気がそぞろになるのではなく、逆に瞬時に反応できる対応力や、刺激に対する察知能力が上がるということです。

意識を集中させる瞑想を続けていくと、五感のアンテナが研ぎ澄まされていくのかもしれません。

もう一つ、気づいたことがあります。普通ならこういう場合「気をつけろ！」とイラッとするものですが、私から相手の人に「大丈夫？」といたわりの言葉が自然に出てきたんです。そんな自分がとても好ましく感じられました。

禅僧の私とて人の子。時には腹が立って気がおさまらないことだってあります。しかし瞑想習慣を身につけるうちに、他者に対する慈悲の心が自然に培われてきたことも実感しています。

精神科医としても効果を実感

私はこれまで、心の病を抱える数多くの患者さんたちを診てきました。

うつ病、不安症、適応障害、パニック障害、不眠症など、これらの病気は誰でも、ちょっとしたことが原因でなるものです。初めは「朝、なんとなく重苦しいけど、このところよく眠れないせいかな。あの仕事が大変だったから、ストレスがたまっているんだろうな」と軽く見ていても、うつ病になる直前の状態だったりします。

眠れないというのは、脳が休まらない状態にあるということです。脳がつねに刺激に対する準備状態になっていると、脳疲労を起こしてしまいます。するとノルアドレナリンやセロトニンなど、やる気系の脳内ホルモンが出てこなくなります。体が動かなくなるのは、脳が体を動かす指令を与えなくなるためです。体に異常はないのに、気持ちが乗らず体が動かない状態が何日も続いているという方は、うつ病を疑う必要があるかもしれません。

みなさんの中にも、うつ病レベルではないものの、「最近、気持ちが沈みがちで、何をするのもおっくう。とりあえず普通に生活はできているけど、とにかくやる気が出なくて」という方がおられるのではないでしょうか。

そんな方たちこそ、瞑想やマインドフルネスを実践していただきたいと思います。

近年、マインドフルネスによる治療効果が抗うつ剤を超えたという研究データが発表されました（ただし治療ではなく再発予防効果に関する研究です）**。**抗うつ剤の治療を受けた人と、マインドフルネスによる治療に切り替えた人では、数年後の再発率に明らかな差があったのです。つまり、長きにわたり、治療効果が続くということです。

精神医療の世界でも取り入れる医師が増えてきました。それまで、私たち精神科医がうつ病の患者さんにできる治療法といえば、カウンセリングや支持的精神療法（傾聴が主体の精神療法）、薬物療法くらいでした。私も自分の信念として薬はあまり多く使いたくありませんでしたが、使わざるをえないと判断した患者さんも多かったのです。しかし**マインドフルネスや瞑想を治療に取り入れてからは、重症の患者さんを除き、何種類もの薬を処方することはほとんどなくなり、中には治癒するまで一切薬を出さないケースも数多く経験しました。**理由は簡単で、その効果は薬に匹敵していたからです。

薬は、再発防止のために長く飲み続ける必要があります。一日でも飲み忘れると、震えや冷や汗が出るなどの断薬症状が出る場合もあります。また服用中は妊娠ができず、車の運転や飲酒も制限されます。薬の副作用や、薬の成分を代謝する肝臓や腎臓に影響を及ぼすことも考えられます。そしてお金もかかる。

ところが、マインドフルネスや瞑想による治療なら、それらの問題がすべてクリアできます。しかも時として薬以上の効果があると判明しました。人間が本来もっている機能を回復させ、自己治癒力をアップさせるためともいえるでしょう。

東洋医学と西洋医学

私は大学の医学部時代から西洋医学の知識を積んできましたが、東洋医学の学会にも入っています。精神科でも漢方薬を使うので、中医学の先生から学ぶことが多々あります。

東洋思想に基づいた東洋医学は、自分の中に本来ある自然治癒力を高めて治すやり方です。**西洋医学が病気や不全箇所にフォーカス（焦点）を当てて治していくのに対し、東洋医学は、人そのものにフォーカスを当てていきます。**

漢方薬も、症状に合わせるのではなく、その人の体質などを見ながら使う薬を変えていきます。同じ風邪でも、体力があって筋骨隆々とした人に使う薬と、体力がなく弱りきって心も萎《な》えている人に使う薬が違うのはそのためです。

一方、西洋医学は病気にフォーカスを当てているので、人を見て薬を使い分けることはほとんどありません。体の炎症を見つけて治療したり、腫瘍や動脈硬化など病気の原因を取り除いていくのが西洋医学。だからその代わりに、検査では異常が認められないのに不快な症状がある「不定愁訴《ふていしゅうそ》」などは不得意とされます。

かといって、どちらがいいという話ではありません。もともと、痛みを軽減させる目的で開発されたマインドフルネスも、慢性疼痛や不定愁訴には効果がありますが、胃潰瘍などのように原因がはっきりしている急性疼痛の治療においては十分とはいえません。急性疼痛や、肺炎、がんといった体に物理的な原因があるときは、やはり西洋医学の力が必要なのです。

西洋医学の医療の進歩はめざましいものがあります。そんな中、**マインドフルネスを取り入れる治療の効果が認められ、西洋医学界にも大きなムーブメントが起こりました。**これは医療が進んだというよりも、根源的なことに視点が戻ったというべきかもしれません。

私は以前、自殺未遂を繰り返す患者さんを診たことがあります。

そういう患者さんに西洋医学でやれることといえば、自殺を止めさせるために薬で精神を安定させ、自傷行動を起こさないように危険性の高い時期は個室に隔離してカウンセリングや従来の心理療法を行うことでした。

しかし死にたいと思い詰めた人の自殺を止めただけで、その患者さんが幸せになれるのかというと、そこは疑問です。

私は、その人の考え方まで変えていかなければ真の治療とはいえないんじゃないか、本当に命を救うということにはならないんじゃないかとずっと思っていました。

その人があとになって、「誰のせいでもなく自分自身の問題だった」「自分は尊い存在で、生きているのはありがたいこと。あのとき生かしてもらってよかった」と考えられるまでにもっていくのが東洋思想のやり方です。**どんな自分であれ、ジャッジせずに受け入れるようになるマインドフルネスや瞑想は、人間の根幹を見据えた治療法になる**と思ったのもそのときでした。

プラセボ効果ではないと知って確信

患者さんたちにマインドフルネスや瞑想をやってもらうと、日に日にすごくよくなっていく様子が手に取るようにわかります。

しかしおもしろいことに、**多くの方が最初は瞑想の効果を認めようとしません。**

「瞑想がきちんとできているかどうかもわからないし、効果があったとも思えない」という方が大半です。そこで「日常生活はどうですか」と聞いてみると、「そういえば、あまりイライラしなくなったかもしれません。でもそれは瞑想とは関係ないと思います」といったりします。私から見ると、明らかに以前と違っているのですが、みなさん瞑想なんかで治るわけがないと思っているのです。

でも三か月くらいたつと、患者さんのほうから「先生、これはやっぱり瞑想の効果ですかねえ」という声が聞こえてきます。心が落ち着いてくると、自分の変化に気づき始めるようです。人から「なんか、変わったね。やさしくなった。何かやっているの？」と聞かれ、思い当たるのが瞑想しかなかったという患者さんもいました。

これらのエピソードで注目していただきたいのは、**患者さんたちが最初は「瞑想でよくなる」とは信じていなかったことです。**

もしも最初から「瞑想でよくなる」と信じてやったとしたら、私自身「プラセボ効果じゃないか？」と疑ったかもしれません。プラセボ効果とは偽薬効果とも呼び、薬効成分のない偽薬でも「この薬は効く」と信じ込ませると、思い込みの力で本当に効果が現れるというもの。「瞑想が効く」という信念が回復につながったのなら、信じてやらないと意味がないということになります。

ところが、「瞑想の効果だとは思わない」という患者さんたちの話を聞いて、私は逆に確信をもてました。何しろ、瞑想の効果を信じていなかった人たちに効果が現れてきたのですから。マインドフルネスの研究データを読むより何より、**実際に患者さ**

んたちが快方に向かっていく様子を見て、本当に効くんだと確信したわけです。

瞑想は効果を信じてやらなくてもいい。ただ呼吸に意識を向ける習慣ができてくるだけで、自然に病をよくする力が備わって変わってくるといえるでしょう。

人間の集中力は金魚よりも短い？

一つのことに集中し続けるのはなかなか難しいものです。瞑想していても、雑念が出てきますし、仕事をしていても、いつの間にかほかのことを考えていたり……。

心ここにあらずの「マインドワンダリング」の話が出ましたが、目の前のことに集中できない人が多くなっています。

もともと、人間は長時間一つのことに対して集中するのが得意ではないようです。マイクロソフト社の研究によれば、人間が集中力を持続できるのはわずか8秒ともいわれます。そのレポートの中で「金魚の集中力は9秒」とありますから、なんと現代人は金魚よりも集中力がないことになります。

また、集中力に関するこんな実験結果もあります。二〇一〇年にアメリカで行われたある実験で、数千人を対象にして「いま、何をしていますか?」と尋ねました。

例えば「カフェでランチを食べていた」と答えたとします。次の質問では、「あなたは何を考えていますか」と訊くと、「ランチを食べることを考えていた」という人はとても少なかった。つまり、多くの人が食事に集中していなかったのです。

そして、被験者のそのときの心の状態を四つに分類し、解析しています。

①嫌なことを考えながら食べている人
②好きでも嫌いでもないことを考えながら食べている人
③楽しいことを考えながら食べている人
④食べていることだけに集中している人

そしてこの四グループの幸福度を調べると、④の「食べていることだけに集中している」グループが、もっとも幸福度が高いという結果が出ました。

集中は、なかなか持続しないけれど、人の幸福感と関係しているという結果がここからわかると思います。

第二章

日常生活の中でできる「ぷち瞑想」

「やり方」にこだわり過ぎない

では、「ぷち瞑想」の実践に入っていきましょう。

これから「ぷち瞑想」のやり方をいくつかご紹介していきますが、「これなら自分にできそう」「おもしろそうだからやってみたい」というものから始めてもかまいません。そして「これもやってみようかな」といろいろ試すうちに瞑想のコツがつかめてきて、ちょっとしたすき間時間にできる自分なりのオリジナルな瞑想法が見つかれば幸いです。

ただし、初めに頭に入れておいていただきたいことがあります。

それは**「こうしなければならない」「こうすべきだ」という心の縛りを取り払っていただきたいのです。「正しい」「正しくない」とジャッジする思考も手放しましょう。**

やり方そのものを気にし過ぎる必要はありません。

とはいえ、やはり最初は「きちんとできているだろうか」「これで合っているのかな」「こんなことをして本当に何かが変わるのかな」「仕事のことが気になって、なかなか集中できないな」などと、あれこれ余計なことを考えて、雑念がわいてしまいがちです。

そんな**雑念を無理に消そうと思ったり、雑念が出てきてしまう自分を責めたりしない**ことがいちばんのポイントです。

むしろ「いろいろ考えてしまって、集中できない自分がいるなあ」と、状況から一

雑念だらけの自分に気づく

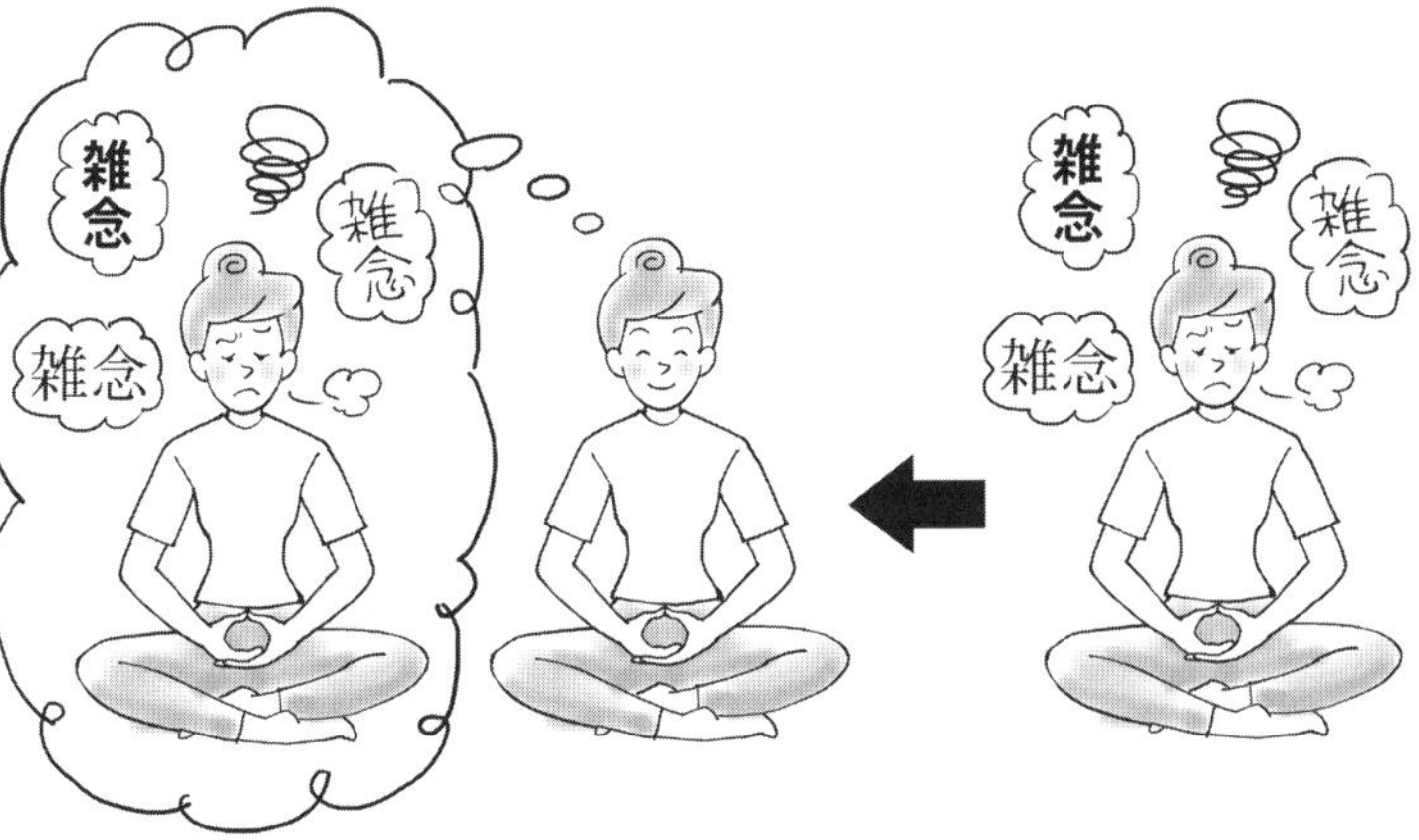

歩引いた視点で気づくことが、マインドフルネス瞑想を実践する上でのカギです。気が散ってしまった自分を許し、雑念を受け入れることが結局は雑念を手放すことにつながり、いずれは思考や感情に振りまわされない自分が作られていきます。

おもしろい例があります。

みなさんに余談でシマウマの話をしたあと、「いまから五分間、シマウマのことは絶対に考えないで瞑想してください」というと、ほとんどの方がシマウマのことを考えてしまうようです。しかし「はい。いまからは自由に考えていいですよ」というと、あら不思議。みなさんの頭からシマウマがすっかり消え失せてしまいます。

つまり、「ダメだ。それは考えないようにしよう」と思えば思うほどどんどん肥大していきますが、あえてその考えを消そうと思わなければ、逆に気にならなくなるというわけです。

これは嫌な人間関係や自分自身と向き合うときも同じことがいえます。自分の素直な感情を打ち消そうと思わず、「こういう人（状態・状況）が嫌と思う自分がいる」と気づくことで、思考に変化が現れてきます。「ネガティブな感情は消せなくて当たり前だな」「それも仕方がない。まあ、よしとするか」という発想につながることもあるでしょう。

大事なのは、「いまの、ありのままの自分」を素直に感じること。自分自身の心を解き放つことなのです。

基本の「呼吸瞑想」を覚えよう

瞑想はいつでもどこでも、どんな形でもできますが、最初に瞑想の基本ともいえる**「呼吸瞑想」のやり方**を押さえておきましょう。

その前に、いま現在のご自身の呼吸がどんな状態になっているか、ちょっと観察してみてください。

ほんの一瞬でも、息が止まったりしていませんか？　呼吸が浅かったり、小刻みだったりということはありませんか？

呼吸って、普段はほぼ意識していないので、自分がどういう呼吸をしているかなどには、あまり注意を向けたことがないと思います。そんな当たり前の感覚の呼吸に、あえて意識を向けることから始めてみましょう。

日本語には「息」を使った比喩表現がたくさんあります。「息をひそめる」「息をのむ」「息を整える」「息を抜く」「息を殺す」などです。それは、生きていく上で息＝呼吸がいかに大事かということを教えてくれているかのようです。

例えば、体に酸素が足りなくなると、その反応として「あくび」が出てきます。眠いから、だけではないのです。酸素不足になると注意力が散漫になり、集中力も途切れます。そういうときは呼吸も浅くなっているもの。つまり酸素を多く取り込んで、脳を活性化させようとしているのです。浅い呼吸が続くと体やメンタルの不調を招くことにもなります。

つまり、**呼吸は心や体と深くつながっているのです。**私たちは日頃、心の状態を意図的にコントロールすることは難しく、また体の状態も思いのままに操ることはできません。呼吸は、この心と体の両方と密接に関わる、いわば「心と体の架け橋」といえます。そしてこの呼吸を介して、心や体をある程度コントロールすることができるのです。

呼吸は自律神経を整える働きをします。

自律神経とは、自分の意思とは関係なく、刺激や情報に反応して体の機能を調整している神経のことです。内臓を動かす、血液を流す、栄養を吸収するなど、自分で意識してもできない機能はすべて自律神経がつかさどっています。

自律神経には、正反対の働きをする「交感神経」と「副交感神経」があり、この二つがバランスよく働くことで心身の健康状態を保ちます。

交感神経は仕事や運動などをしている活動モードのときに優位になり、ほかに緊張しているときやストレスがあるときにも活発になります。副交感神経は休息モードのとき、リラックスしているときや眠っているときに優位になります。

呼吸は唯一、自分の意思である程度操れる自律神経の機能ということができます。ごく大雑把にいうと、息を吸うときに交感神経が優位になり、吐くときに副交感神経が優位になります。

イライラしたり落ち込んだりしていると自律神経のバランスが乱れてくるので、心が不安定になったときこそ呼吸に意識を向けて、ニュートラルな状態にもっていきましょう。

「緊張のあまり、少し息を止めていたかも」「あせっていたから、浅い呼吸になっていたみたい」と気づいたときがチャンス。「よし、呼吸に意識を向けてみよう」と、深呼吸を数回するだけで心が落ち着いてきます。

呼吸瞑想のやり方は簡単。

椅子に浅く腰かけるか、床に楽に座って、背筋を軽く伸ばします。ただし、背筋をピンと伸ばそうとして力まないように。

両手は手のひらを上に向けて、膝の上に置きます。両手を組んでもいいでしょう。

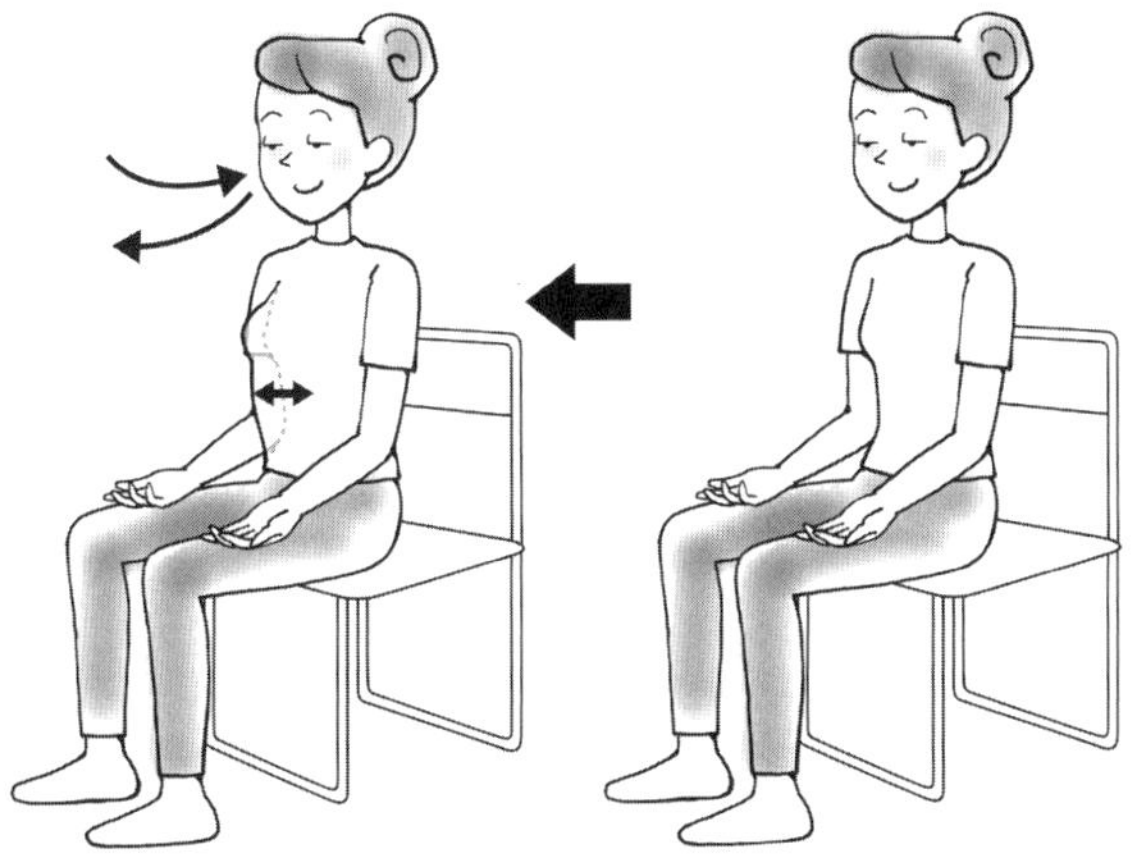

そこで三回ほど深呼吸をします。そのあとは自然な呼吸にまかせて、「いま、空気が体の中に入っていったな。いま出ていったな」と空気の流れだけを観察しましょう。

お腹や胸がふくらんだり、しぼんだりする感覚に意識を向けてもいいと思います。

胸式呼吸、腹式呼吸は意識しなくてもかまいません。リラックスしてくると次第に腹式呼吸になるものですが、最初から腹式呼吸にこだわるとお腹に力が入るので自然な呼吸ができなくなってしまいます。

呼吸のやり方もそうですが、何かを意図して作為的に行わないことがマインドフルネス瞑想の基本です。

目は、まぶたを半分くらい閉じた「半眼」にするといいでしょう。完全に目を閉じるといろいろなイメージや雑念がわきやすくなりますが、半眼にすると見える対象もぼやけて意識が向くこともなくなるので、ちょうどいいのです。数メートル先の床を

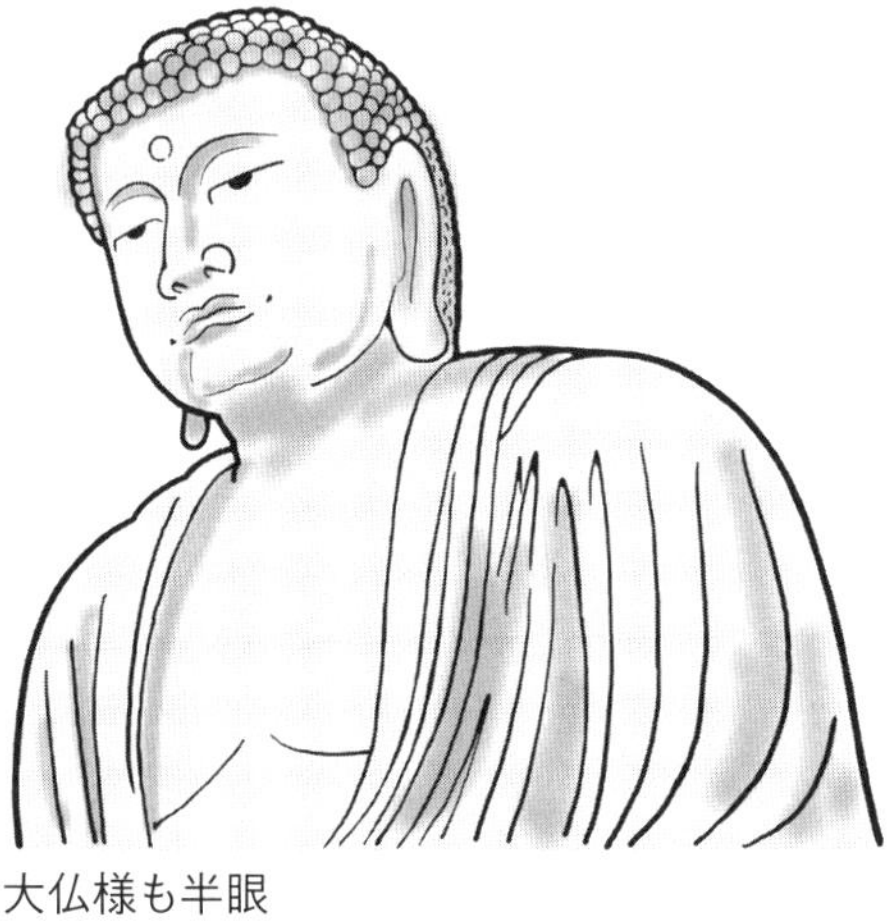
大仏様も半眼

ぼんやりと見ると自然に半眼にすることができます。
しかし、やる場所がオフィスだったり街中だったり、落ち着かない環境の中でやるときは目を閉じたほうが集中できるでしょう。

そう。**呼吸瞑想は、別に静かなところでじっくり腰を据えてやらなくてもいいんです。**もちろん、落ち着いた環境で行えばゆったりとした気持ちになって集中できますが、例えばオフィスで「いまのこのイラッとした気分を切り替えよう」というときは、デスク前で呼吸に意識を向けて深呼吸するだけでも気持ちがリセットできます。文字通り「一息入れる」というわけですね。

時間の長さにも決まりはありません。朝起きて気持ちをシャキッとさせたいとき、仕事の合間にリフレッシュしたいとき、一日の終わりにリラックスしたいとき、**一分でも五分でも呼吸瞑想をすると、心身の緊張が解きほぐれ、脳の疲れも取れます。**

私の講演会でのこと。三〇〇人くらいの人に、最初は何も伝えず「まず二分間、瞑想してみてください」といってやってもらったことがあります。すると、その二分間がとても長く感じられたという方がほとんどでした。

そのあと「呼吸に意識を向け、雑念が出たらまた呼吸に意識を戻す」というやり方を伝え、講演会の最後に再び二分間の瞑想をしていただいたところ、どうでしょう。「とても気持ちがよくて、二分間があっという間だった。もっと続けていたかった」という声が続出したのです。

みなさんも「気持ちがいいな。もっと続けていたいな」と思ったら、その心の声に従ってください。ただしそのときの状況を見て、くれぐれも会社などに遅刻しないように。

呼吸瞑想を行うにあたって、時間の制約や決め事は一切ありません。**一回五分、一日二回できると理想的ですが、無理は禁物。あくまで一つの目安**とするだけに留めておきましょう。

おすすめの時間帯は、朝と夜。朝、起きたときに呼吸瞑想を行うと、すっきりと気持ちよく一日のスタートを切ることができます。部屋のカーテンを開け、日の光が入るところで行うと睡眠ホルモンのメラトニンの分泌がストップし、活動モードに切り替わります。夜は寝る前に行うと、一日の疲れがリセットされ、ぐっすりと眠ることができるでしょう。

集中するのが苦手な人は「歩く瞑想」を

じつは、「呼吸瞑想のコツがどうもつかめない」という声もよく聞かれます。

呼吸瞑想は簡単にできるようでいて、呼吸を意識し過ぎると反対に不自然な呼吸になってしまい、なかなか意識を集中できないという方も多いのです。

じっとしていることが苦手、気持ちが散漫になりやすい、忙しくて瞑想する時間が取れない、落ち着いて呼吸瞑想に取り組めないという方には、「歩く瞑想（マインドフル・ウォーキング）」がおすすめです。

歩く瞑想は、一回一回足を踏みしめる刺激があるので注意が向けやすくなります。

歩く瞑想は、階段を上り下りするときやトイレに行くときはもちろん、家事の合間

にダイニングテーブルの周りを三周歩いてみるだけでも十分。ほんの一分間でも、歩く瞑想をすると頭がスッキリしてきます。

「会社の休み時間、廊下を少し歩くだけで気分転換になり、仕事の集中力が上がります」と報告してくれた患者さんもいました。

ではまず、足の裏の感覚に注意を向けて一分間、ゆっくりと歩いてみましょう。

背筋を伸ばしてまっすぐに立ちます。三～四メートル先に視線を落とし、腕は前か後ろで組んでください。

前をぼんやりと見ながら、ゆっくりゆっくり、「かかとが上がった」「つま先が上がった」「空中に浮いて移動した」「着地した」という感覚

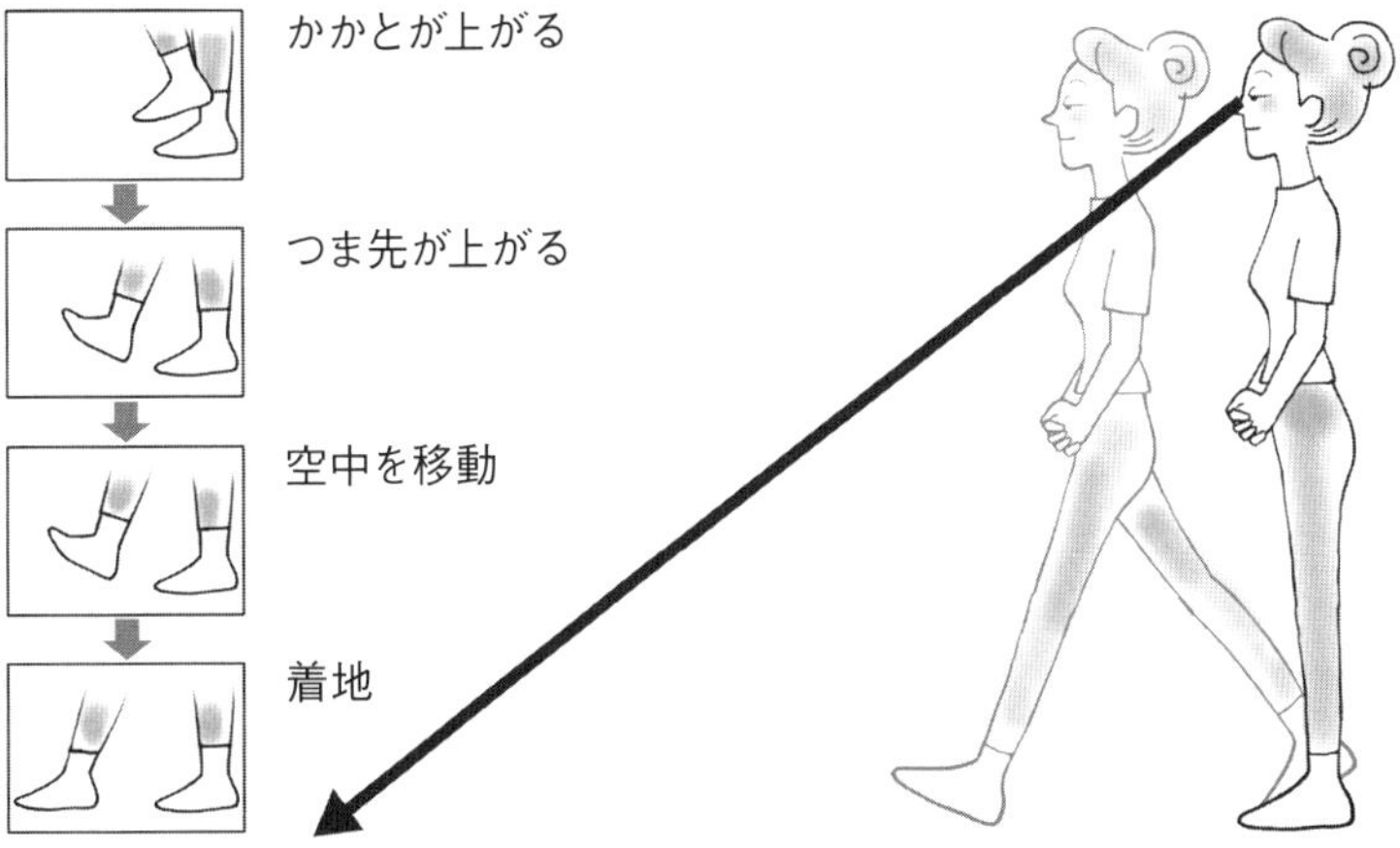

を確かめながら歩きます。四つの感覚を分けて感じ、それを言葉で追いかけていくことがポイントです。

一歩を四つの動作に分けるのが難しいようなら、「右足が着地した」「左足が着地した」と、左右それぞれ一つずつ感じながらやってみてください。

しかし「移動」「着地」を、「イチニ、イチニ」と心の中で唱えるリズムに合わせてはいけません。それだと瞑想ではなく、行進のようになってしまいます。あくまでも足の動きのことだけに注意を向けましょう。

ゆっくり歩くと腕の振り方がわからなくなってしまうと思うので、腕組みして行うといいでしょう。初めはバランスが取りにくいと思いますが、慣れてくると安定して歩けるようになります。

ただし、このやり方は屋内向きです。これを外でやると怪しい人に思われかねません（笑）。また、半眼なので屋内や庭などの安全な場所で行ってください。外を歩くときは、呼吸と歩数を合わせる方法があります。いわば、歩く瞑想の応用編です。

この場合の目は半眼ではなく普通に見開き、呼吸と歩数は、自分が楽なペースとリズムでかまいません。私の場合は「右、左、右、左」の四歩で息を吸い、「右、左、右、左、右、左」の六歩で息を吐くのが合っているようです。二歩で吸い、四歩で吐くというリズムが合っているなら、それでも大丈夫。吐くほうの歩数を少し長めにしたほうがいいでしょう。

ここで注意点が一つ。**数に合わせて呼吸をしないことです。**そうなると数のほうに気持ちが向いてしまい、数に呼吸を合わせる「作られた呼吸」になってしまいます。ありのままの呼吸を感じることが大切です。

ダイエット効果もある「食べる瞑想」

近頃は「ながら食い」をしている方が多いように思われます。スマホを見ながら、あるいは新聞やテレビを見ながら食事をしていませんか。

それは食べることに集中していないということ。味わって食べるという大切なことを忘れてしまっているようです。

「食行動」は元来、生命を維持するための必須の機能ですが、同時に心のバランスを保つための大きな役割も担っています。たとえ栄養剤だけで生命を維持できたとしても、おいしいものを食べたときの幸せ感や心の満足感は得られませんよね。

「忙しくて、食事に集中してゆっくり味わう暇がない」という患者さんに、私はよく次のような提案をします。

「食事をするとき、最初の三口だけでもゆっくり集中して食べてみてください。あとはいつものペースでかまいません。最初の三口に三分かけたとしても、いつもの食事時間が三分増えるだけ。それくらいならできると思いませんか」と。

名づけて**「最初の三口瞑想法」**です。


どうやるかというと、まずは目で料理をじっくりと観察し、色や香りを堪能します。それからゆっくりと口に入れ、味が染み出てくるのを十分に楽しみながら咀嚼《そしゃく》します。これ以上噛めないくらい咀嚼してからゆっくりと飲み込みます。最初の三口なら、できそうでしょう。


私の講演会では、よくレーズンを使って**「食べる瞑想（マインドフル・イーティング）」**を体験してもらっています。

まず一粒のレーズン（アメなどでも代用可能です）をつまんで外観をじっくりと観察し、その形、色、香り、質感などを見ながら、それを口に入れたらどんな味がするのかイメージします。また、唾液が出てきたら、その様子も感じ取ってもらいます。

次にレーズンをそっと唇に当てて感触を確かめてから、ゆっくりと口の中に入れます。舌の上で転がしながら、固さ、形状や味を口の中のすべての場所で感じ取ります。それからゆっくりと噛みしめ、染み出てくる味を十分に堪能します。

何度も噛んでからゆっくりと飲み込み、喉を通って胃に落ちていく様子まで感じ取ってもらうのです。

すると「こんなにレーズンがおいしいと思ったのは初めて」という方がことのほか多く、普段はレーズンなんて食べない子どもたちでさえ、「魔法がかかったようにおいしくて、びっくりした」という感想が聞かれます。中には「あの体験がすばらしかっ

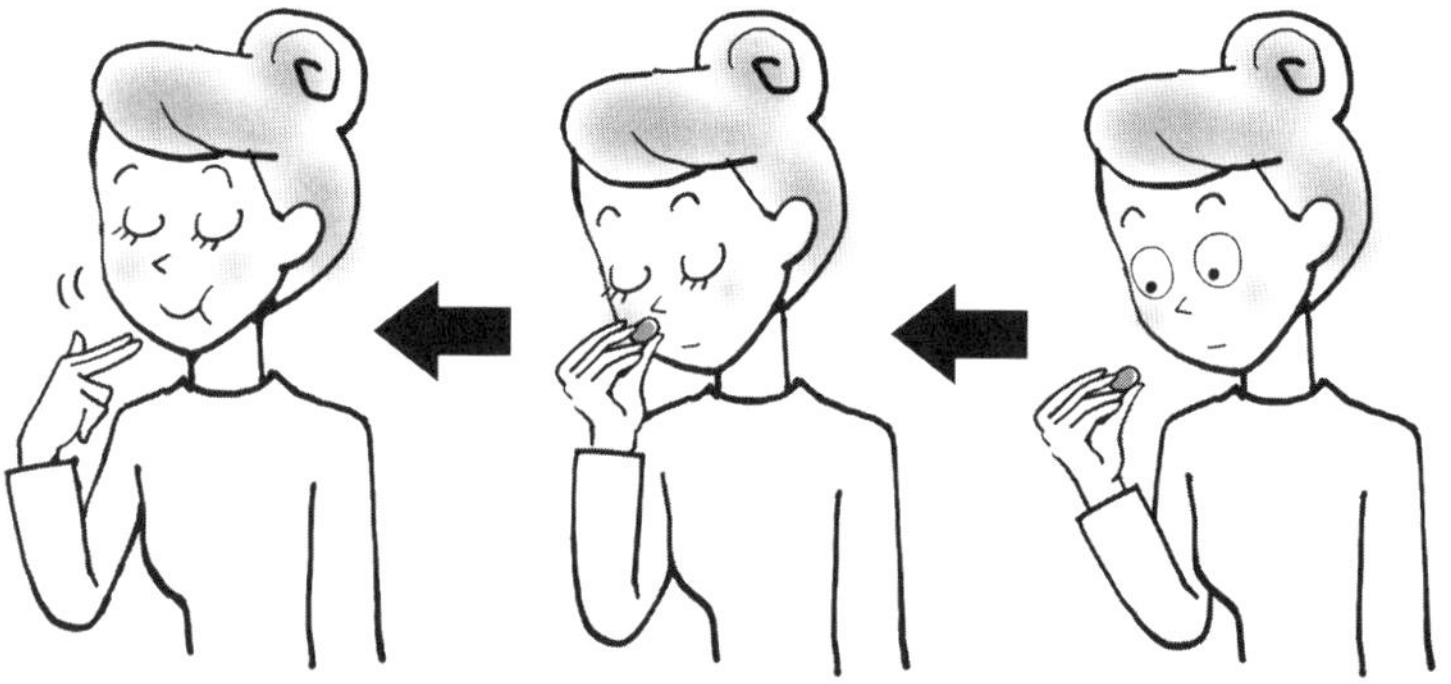

たので、わが家ではレーズンを食べて瞑想してから、食事をするようになりました。そうすると食事がとてもおいしく感じられるんです」と教えてくださった方もいました。

私たち禅僧の修行でも、目の前の食べ物にすべての注意を向けて「マインドフルに（心を向けて）食べる」ことを実践します。食事の作法も細かく決められていて、食べることに集中するしかない状況に置かれるため、自然にマインドフルネスを体現することになるのです。

昔はいまのように食料が豊富になかったので、少しの食べ物でお腹を満たす知恵だったのかもしれません。

食べる瞑想をしていくと、普段よりも少ない量の食事でお腹も心も十分満たされるようになります。**肥満や糖尿病の方の血糖値改善に効果があったというデータも数多く報告されています。**

だからストレスがたまると「やけ食い」をしてしまうという方や、ダイエット中なのについ食べ過ぎてしまう方、食欲をなかなかコントロールできないという方にもおすすめです。無理なダイエットに伴うストレスや、心の痛みなどで脳がマヒしていると、いくら食べても飢餓状態が解消されないものなのです。じっくり味わうことに集中することで脳の満腹中枢が刺激され、食べる量も必然的に減ってきます。

また、一口一口を味わいながら大切にいただくと、**作ってくれた人への感謝の気持ちや、生き物の命をいただいているという自然への恩恵の気持ちが生まれ、心まで豊かになっていく**に違いありません。

「食べる瞑想」応用編

食べる瞑想は、食事以外でもできます。

例えばコーヒーも、同じ要領で「最初の三口瞑想」をやってみるといいでしょう。飲む前にコーヒーの香りに意識を集中させ、ゆっくりと一口飲んでから苦みや酸味、温かさなどをじっくりと堪能します。名づけて**「コーヒー瞑想」**です。

同じように、**「紅茶瞑想」**や**「スイーツ瞑想」**などもできますね。

よくソムリエやワイン好きの方が行うワイン・テイスティングも、マインドフル・イーティング（ドリンキング）そのものだと私は思っています。

グラスに注がれる際の粘度を注視しながら「重いワインかな。これは軽いワインかな」と確かめ、次に色の違いを見る。それから香りを嗅いで、グラスを揺らして空気に触れさせてまた香りを嗅ぎ、口に含んで口の中でころがしながら味をじっくりと堪能する。ワインを飲まれる方は、ソムリエになった気分で**「ワイン瞑想」**をしてみてはいかがでしょうか。

おもしろいことに、こうしてじっくりとワインやお酒の味を堪能しながら飲む人に、大酒飲みはまずいません。たくさん量を飲まなくても、満足感が得られるからでしょう。

私はアルコール依存症専門の病院にも長く勤めていましたが、いまの治療は「断酒」指導より、量を減らしながら健康な飲み方を覚えましょうという「節酒」の指導に変わりつつあります。

マインドフルに飲むようにすれば、節酒ができるようになるのです。食べ物もお酒も、食べ方、飲み方次第で量をコントロールできるということです。

スポーツのあとなど、喉が渇いてビールやお水をガブガブ飲みたいと思ったときも、ほんの一〇秒がまんして観察しながら一口目はゆっくりと味わってみましょう。そうするとおいしさが倍増し、味わい深さは格別のものとなります。

さらに食事瞑想の応用編としては、**いつもと食べる順番を変えてみる**という方法もあります。

蕎麦好きの方は最初からつゆに蕎麦をつけて食べるのではなく、まずひとすすり、蕎麦だけを食べて素材の味わいを楽しみます。みなさんも新鮮な野菜をいただく際、まずはドレッシングもお塩もつけずにそれだけで食べてみたら、野菜自体の甘みが感じられとてもおいしかったという体験があるのではないでしょうか。こうした、食べ方の違いによる「気づきの楽しさ」を毎日の食卓に取り入れるのです。

朝食は毎日同じようなメニューになることが多く、習慣的にまずみそ汁から飲む、コーヒーから飲む、サラダから食べるというように、無意識とはいえ最初に口をつける順番が決まっているのではないでしょうか。その順番をあえて変えてみるのです。「初めに漬けものを食べることなんてなかったけど、いつもと違う味わいだな」「ご飯から食べてみたら、お米のほのかな甘みが感じられるものだな」といった具合に、新鮮な味覚の体験ができ、新たな気づきが心をマインドフルな状態にもっていきます。

呼吸や歩行をいつも無意識に行っているように、食事もいつもの習慣としてつい流してしまいがちですが、そうした無意識に行っていることに意識を向けたり、手順を変えたりすると、新鮮な感覚があります。生活の習慣になっているルーティンを変えることは、心を切り替えるスイッチにもなるのです。

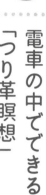

電車の中でできる「つり革瞑想」

お勤めしている人は、毎日の通勤電車が苦痛だという方が少なくありません。会社に着いたらグッタリという方も多いでしょう。

「つり革瞑想」は、混雑した電車の中でも、マインドフルネスを利用して心穏やかに過ごせないだろうかと思って私が考案したものです。

このやり方を思いついたのは、患者さんたちの悲痛な声を聞いたのがきっかけでした。「朝から夜まで忙しくて、瞑想に費やす時間がない」「満員電車に揺られていると、心まで乱れてくる」というのであれば、電車の中を瞑想空間にしてしまえばいいと考えたのです。スマホをいじっているだけでは、その時間がもったいないだけでなく、溢れかえる情報を処理するのに脳を酷使して、容易に脳疲労を起こしてしまうでしょう。

これはお勤めしている方だけでなく、学生さんや主婦の方たちも使える方法だと思います。

まず揺れる電車で安定して立っていられるように、つり革や手すりにつかまり、両脚は肩幅くらいに開けて目を閉じます。

背筋は軽く伸ばし、へその下の丹田を少し前に突き出すようにして、両足の裏にバランスよく体重が乗るようなイメージで立ちます。

そのまま数分間、呼吸瞑想を行います。「息を吸った。吐いた」と呼吸にだけ意識を集中させるのです。

次に目を開けて、車内と車窓の順に注意を向けます。「中吊り広告がある」「前に座っている人の洋服は紺色だ」「高い建物がたくさん見える」というように、詳細を観察します。ただし、不自然にならないように

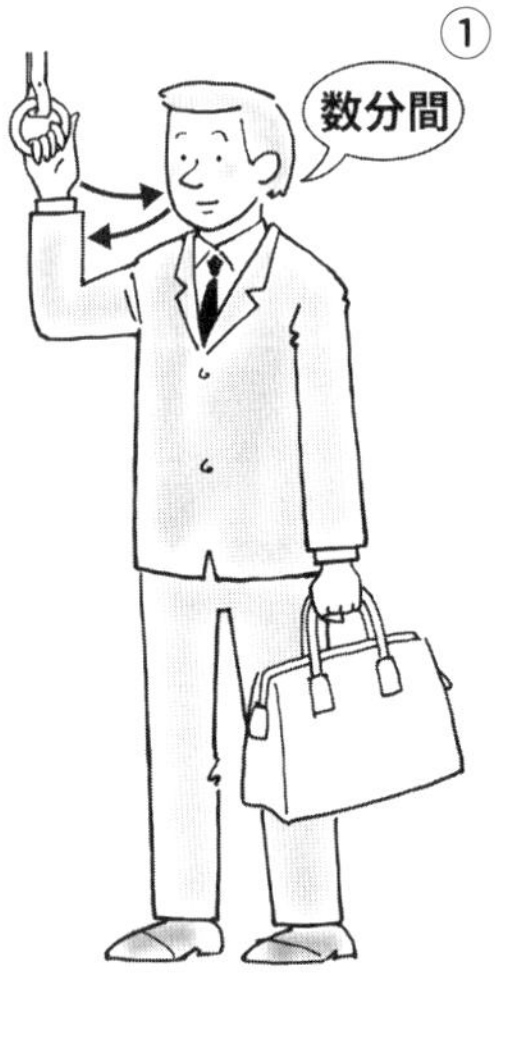

しましょう。人をじろじろ見るのはトラブルの元です。

　今度は目を閉じ、先ほど観察した車内と車窓の様子を頭の中で再現してみます。想像の中で再構築していくのです。

　そこまできたら、イメージの世界に入っていきましょう。電車の窓や壁を抜けて、自分の体が車外に出て浮遊していくさまを想像します。さらに上へ上へと上っていき、空から見下ろすようなイメージをしましょう。電車が小さく見え、やがて地球まで眼下に見え、ついには宇宙

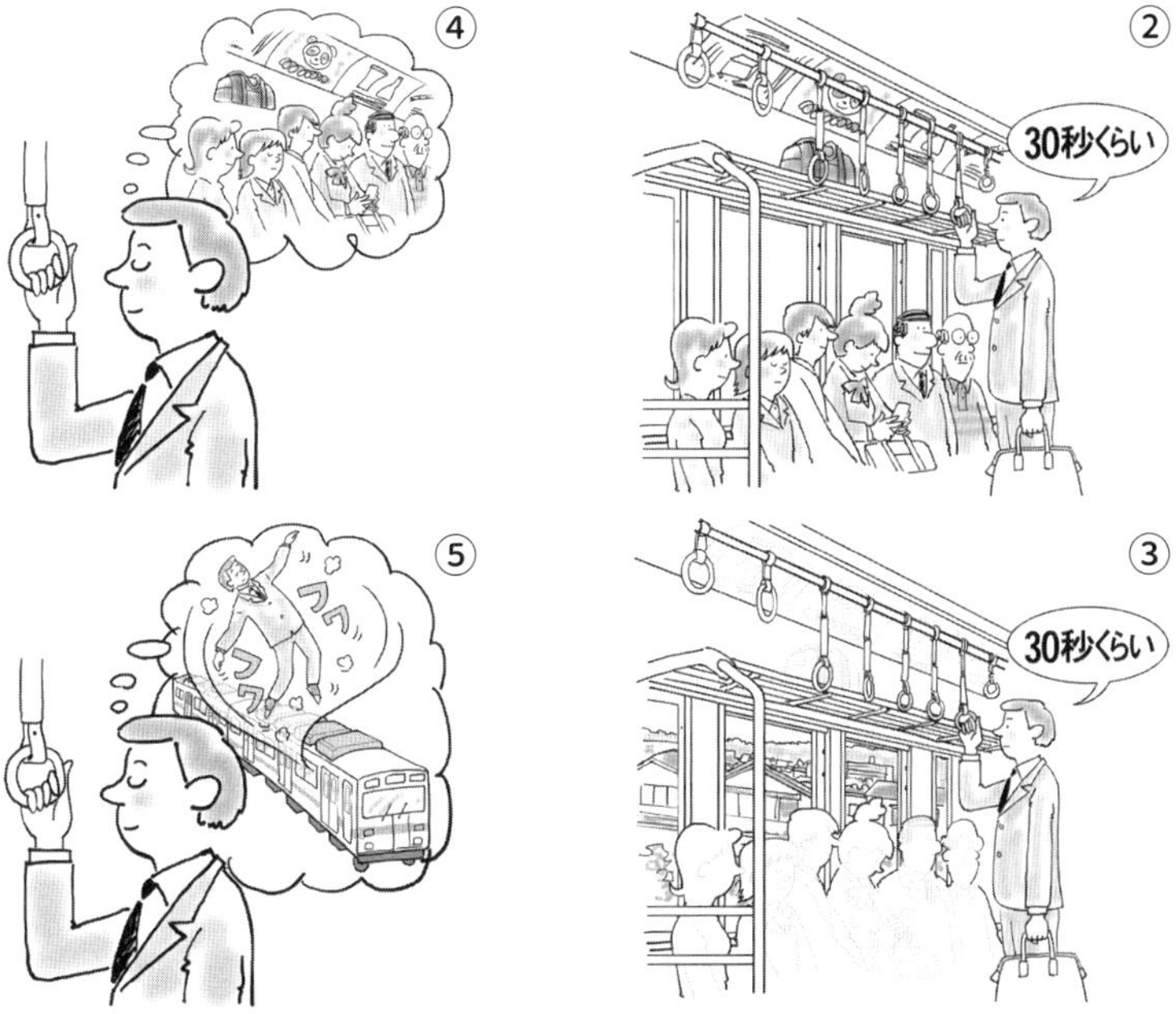

空間の中をふわふわと漂っている状態をイメージします。

満員電車にいることすら忘れて、ちょっとワクワクしてきませんか？

さあ、その世界をしばらく堪能したら一度大きく呼吸をして、一気に地上の電車の中に意識を戻しましょう。最後にゆっくりと目を開け、現実の電車の中であることを確認します。

⑥

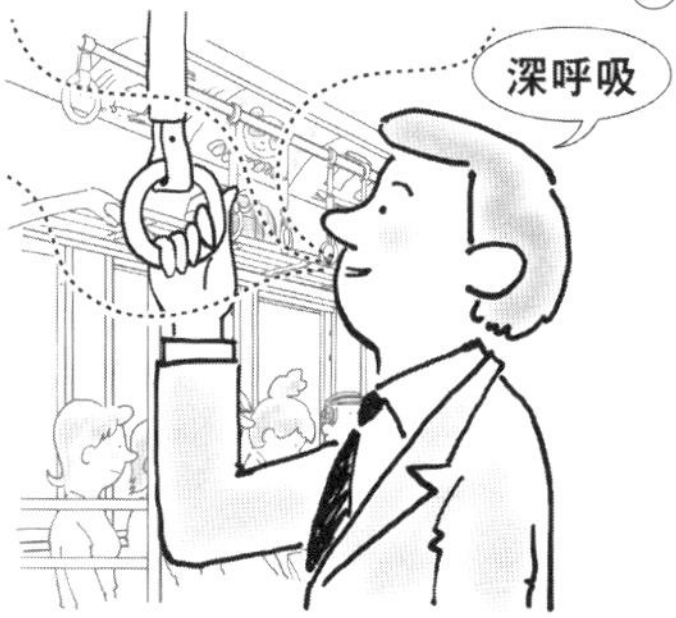

私はこの方法を使い、不安症やパニック発作で電車に乗れなかった患者さんたちが精神安定剤に頼らなくても乗車できるようになった例をたくさん見てきました。

また、健康な方でも電車に乗っている時間を瞑想に活用し、「電車を降りたら気分がスッキリして、そのあとの行動がテキパキできた」という声も多く聞いています。

ちなみに、座れたときはウトウトしてしまいやすいので、この瞑想に適しているのは実は立っているとき。電車で座れないときは、ぜひお試しください。

心を〝フロー状態〟にもっていく「色彩瞑想」

つり革瞑想もそうですが、これといってまとまったことができない隙間時間を瞑想にあてる方法はまだあります。

生活の中のふとした待ち時間、例えば、電車やバス待ちの時間、病院や役所関係での待ち時間、スーパーのレジ待ちや行列に並んでいる時間って、ただボーっと過ごしていることが多いでしょう。

でもボーっとしているからといって、何も考えていないというわけではなく、けっこうあれこれ考えているものです。スマホをボーっと見ているときも同じ。脳がさまよっている状態（マインド・ワンダリング）になっているので、脳疲労を招くことになります。

そんなときは**「色彩瞑想」**をしてみましょう。目に入るものの色に、意識を集中させて瞑想する方法です。

例えば、目に入った看板や人の洋服などを観察し、「白は白でも、アイボリー系の柔らかい白だな」「少しグレーがかっている青だ」「ピンク系の明るい赤に近い」というように、自分の感性でその色を細かく表現してみます。

「そんなことに意識を向けるだけでも瞑想になるの？」という声が聞こえてきそうですね。はい。**あるものに意識を向けて集中しているときは、瞑想をしているのと同じ状態になります。**

なぜ色を細かく表現するのかといえば、感覚を細かく分析することでほかの雑念が入らないようにするためです。ぼんやりと「赤い服」「水色の壁」と思うより、「赤だけど、ワインレッドかな。紫と赤を混ぜた感じ」「透明感のある水色」と細かく分析していくと、その色そのものに感覚を研ぎ澄ましていくため、雑念が出てきにくくなるのです。**こうして、あえて気持ちを集中させる状況にもっていくのも、マインドフルネス瞑想の実践になります。**

少し話がそれますが、競馬やスポーツ観戦などで「行け！　行け！」と夢中になっているときも頭が空っぽになっていて、雑念は入ってきません。山登りでも、頂上にたどり着いたとたん、それまでのつらい行程をすべて忘れて達成感に完全に浸りきるフロー状態になっています。

フロー状態とは、われを忘れるほどの没頭状態を指し、別ないい方では「ゾーンに入る」ともいわれます。スポーツ選手などが極限の集中状態から、最高のパフォーマンスを展開したときも、よく「ゾーンに入った」というでしょう。**このときの脳は、瞑想をしているときと非常に近い状態になっています。**

しかし、一般の方が日常生活の中で毎日そういう体験をするのは無理な話です。お金や時間

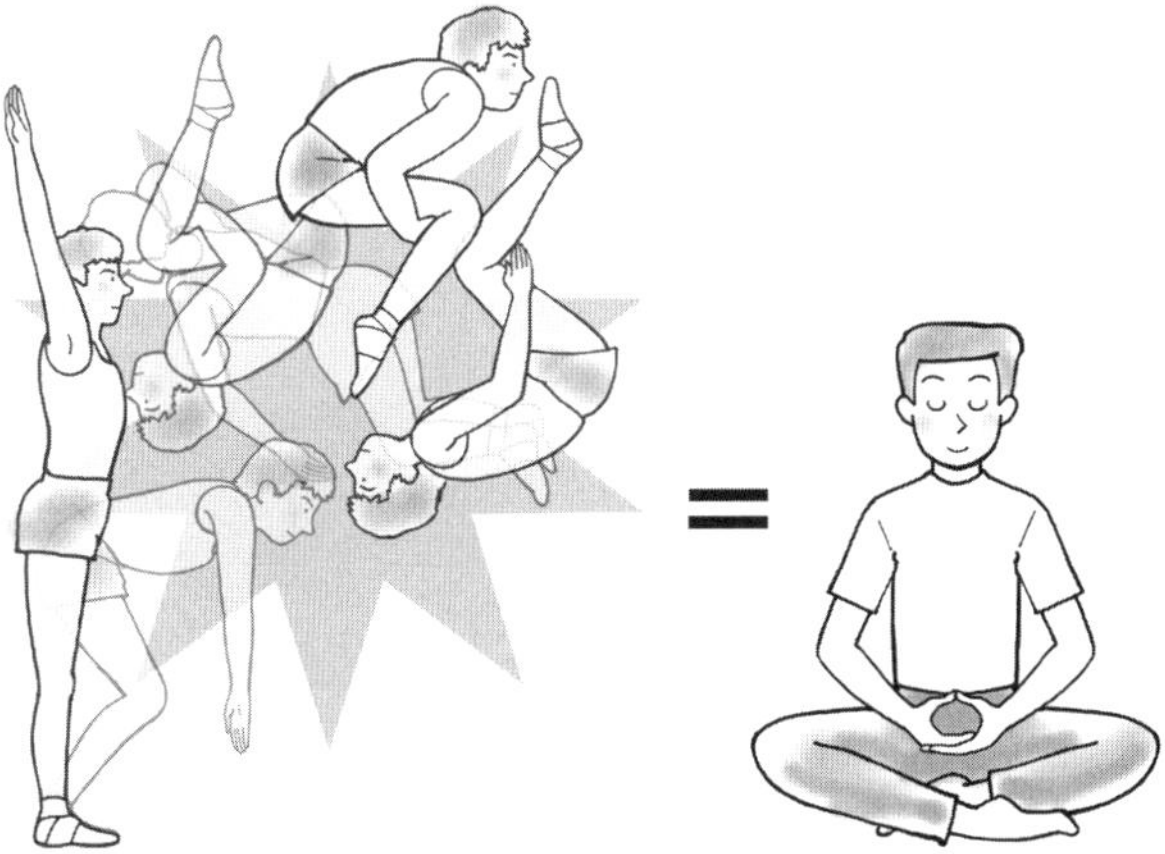

もかかるし、第一、人間は刺激に慣れてくると夢中になる感覚も薄れてきます。いくらすばらしい絶景でも、毎日見ていたら頭の中のすべてが吹き飛ぶような感激はなくなります。

そのフロー状態を、日常の手軽な方法で疑似体験できるのが「ぷち瞑想」です。

色彩瞑想もその一つ。山登りやスポーツで無の状態になれるのは、外から与えられるものに対する受動的要素が強いのですが、**マインドフルネス瞑想は能動性を伴う**もの。自分から「こういうふうに見てみよう」という意思がなければできません。そこが外の刺激によって得られる受動的フロー状態とは違うところです。

自分で自分の心を整え、自分を高めてきた武士の精神、「自力本願」の禅の精神も、そこに行き着きます。

普段見慣れている道端の花など、日常のいろいろなことにあえて細かく意識を向けてみると、その感覚が呼び起こされるだけでなく、**いまこうして、ここに生きていること自体が喜ばしいことに思えてくるかもしれません。**

「朝の瞑想」で
さわやかに一日をスタートさせる

睡眠から目覚めた朝は、体のサイクルが切り替わる時間。朝の太陽光が脳内のメラトニンという睡眠ホルモンの分泌を止めさせ、覚醒ホルモンのオレキシンを分泌させて心身を覚醒状態にもっていきます。

「朝の瞑想」は、休息モードから活動モードに切り替える力を後押しします。

朝起きたらまずカーテンを開け、日差しを体に浴びましょう。曇っていてもかまいません。まだ太陽が出ない暗い時間に起きたときは、電気をつけたり、覚醒作用のあるＬＥＤ（発光ダイオード）などのブルーライトを浴びてもいいでしょう。スマホやパソコンが多く発するブルーライトの光は夜の眠りを妨げ、生体リズムの乱れや眼精疲労を引き起こすなどの悪影響もありますが、朝の起きたての短時間ならあまり問題はありません。

場所はベッドの上でも、床であぐらをかいても、洗顔を済ませてからリビングやダイニングの椅子に座ってなど、自由に選んでください。できれば落ち着ける空間のほうがいいでしょう。

起きたばかりのときは体が動きにくくなっているので、「呼吸瞑想」が適しています。一分か二分、自分の呼吸に意識を向け、「息を吸った。息を吐いた」と体に空気が出入りする感覚に集中しましょう。

もしも昨日の出来事や今日やるべきことなどの雑念がわいてきたら、「いま雑念が出てきたな。よし、意識を呼吸に戻そう」と切り替えればいいだけ。何度も繰り返しやっていくうちに、集中力が養われていきます。

朝の瞑想をすると気持ちよく一日のスタートを切ることができ、仕事への集中力も高まります。

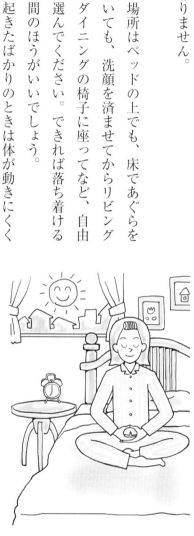

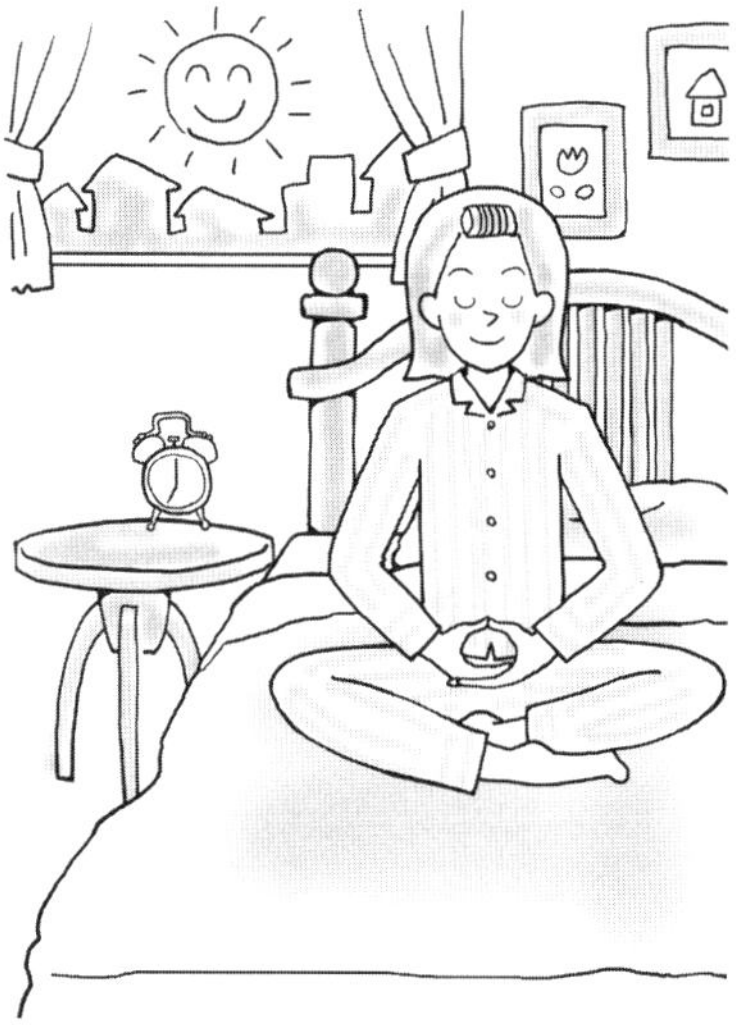

朝は**「歯磨き瞑想」**もおすすめです。

歯科衛生士さんが指導する要領で、奥歯の外側と内側、その手前の歯……と順番に、歯ブラシが歯の一本一本に当たる感覚を意識し、歯磨きだけに集中するのです。鏡を見ながらだとほかのことを考えてしまいやすいので、目は閉じてやるほうがいいかもしれません。瞑想と同時に、口が洗い清められていくことから、さらにスッキリした気分になること間違いなしです。

朝は時間がないという方は、夜の歯磨き時にやってみてください。

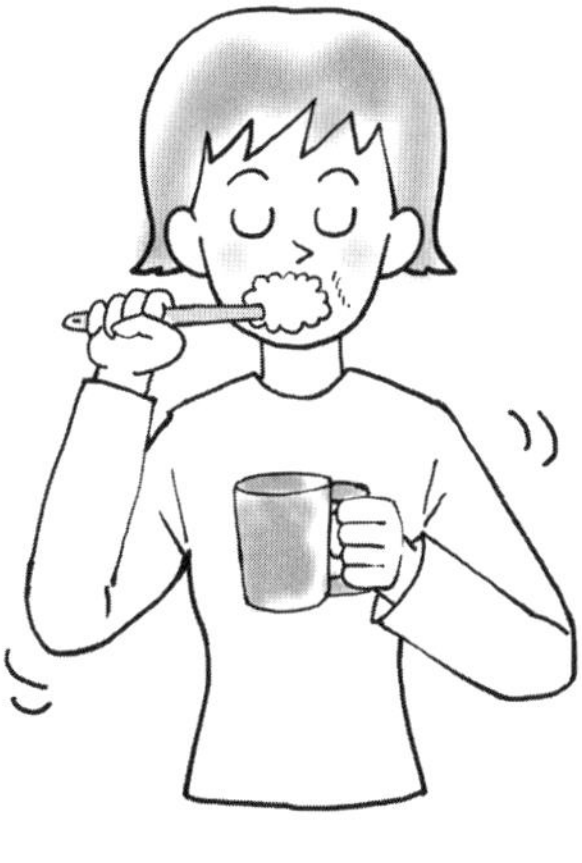

一日の疲れをリセットする「夜の瞑想」

「一日が終わるとグッタリ」という方も多いでしょう。その日あったことをいろいろ考えたり、憂うつになるようなことを思い出したりして、なかなか眠れないということもよくありますね。

そうなると睡眠が浅くなり、朝起きたときにまだ疲れが抜けていないという状態になりかねません。前日の疲れを残したままだと、次の日もうまく動けないという悪循環に陥ってしまいます。

「夜の瞑想」をすると、その日の疲れがリセットでき、翌日はすっきりと目覚められるようになります。これは次章で詳しく述べますが、いちばんのリセット術は睡眠です。睡眠に勝るリセット術はありません。

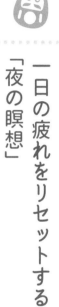

夜の瞑想は、最大のリセット術である睡眠の質を上げるために行うといってもいいでしょう。

私の患者さんたちも、不眠で悩む方が多いのですが、夜の瞑想をやってから睡眠導入薬がいらなくなったというケースが数多く見られます。睡眠薬なしでもすぐに眠りにつけるようになり、血圧が下がったという方もいました。

心や体が緊張状態のときには交感神経が高まっており、そのストレスによって血圧が上昇します。このように心身が活動モードのままだと、眠りたいと思っても、過覚醒の状態になってしまうのです。

しかし瞑想によって心の調子が整えられるとリラックスしてきて、副交感神経が優位になります。すると

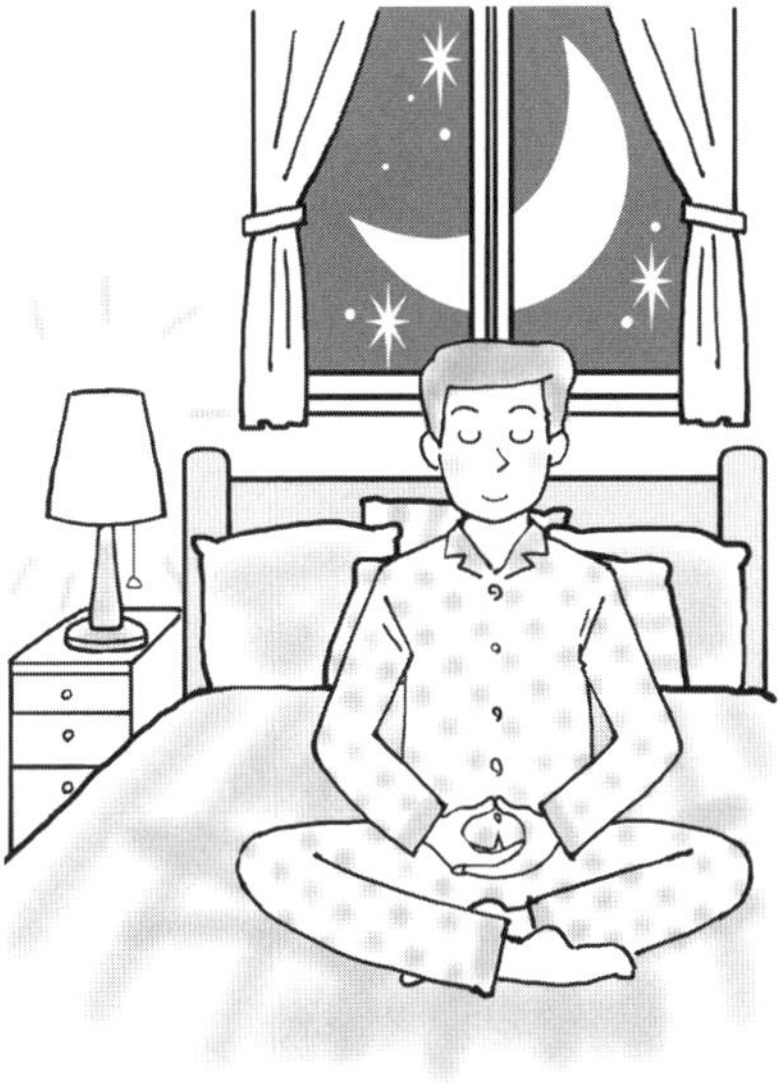

良質な睡眠が得られるとともに、末梢血管の収縮状態がおさまって血圧も下がるというわけです。

夜の瞑想は、寝る前に一分程度でもかまいません。薄暗くした部屋で、「呼吸瞑想」をしてみましょう。やり方は朝の瞑想と同じ要領で、その日のことがあれこれ頭の中に浮かんできたら、「私は今日のあのことが気になっているな。しかし、いまは呼吸に注意を向けよう」と意識を戻します。

私たち禅僧も、修行中は一日の終わりにお堂の回廊や墓場などで「夜坐《やざ》」を自主的に行います。真夜中には瞑想が深くなり、集中が高まった坐禅ができるためですが、めまぐるしく過ぎた一日の心身を鎮めて、しっかりとした睡眠をとれるという効果もあります。夜の静寂な時間、聞こえてくるのは自然の音だけなので、おのずと五感が研ぎ澄まされます。だから呼吸にも意識が向けやすく、とてもいい修行の時間だったと思い起こされます。

自然な眠りに導く「ボディースキャン瞑想」

寝つきが悪いという方に、私がおすすめしているのは**「ボディースキャン瞑想」**です。これは、体の各所の知覚を注意の対象とするやり方で、深い気づきや心の調整に効果があります。また自律神経の乱れを整えるのに有効であることもわかっています。

やり方を説明するとやや長くなりますが、難しいものではありません。

仰向けに横たわり、両脚を軽く開いて両手は体の脇に、手のひらを上に向けて目を閉じます。そこでまず呼吸瞑想を一～二分行いましょう。

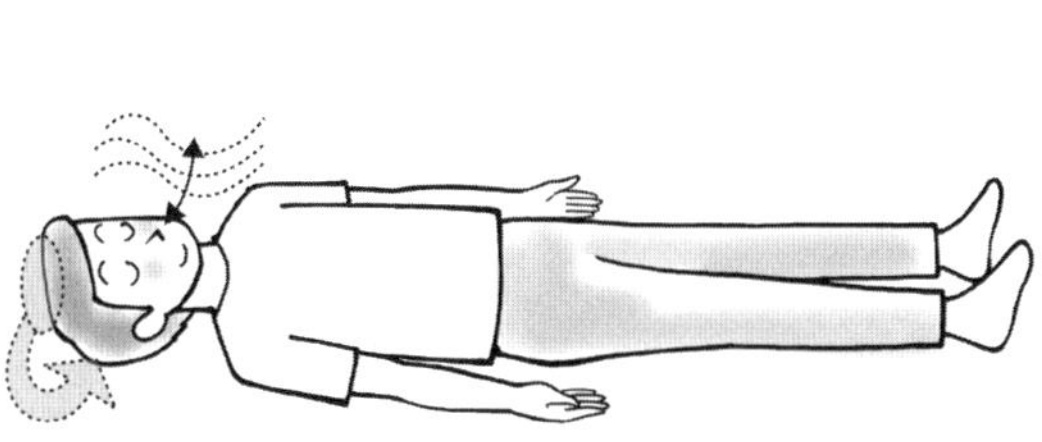

次に、頭頂部から後頭部に感じる重さや心地よさなどの感覚を観察します。そして鼻に出入りする空気の流れ、お腹や胸がふくらむ様子に注意を向けながら再び呼吸瞑想を数十秒。今度は、首から肩、背中、腰へと徐々に下のほうに注意を移動し、一つひとつの部位に生じる感覚に注意を向けていきます。

「右脚の太ももは何も感じない」「右脚の膝はちょっと重たいかんじ」「つま先はピクピクしているな」「左の手のひらは少し冷たい」というように。

一つの部位から次の部位に注意を移動するときは、一呼吸か二呼吸、短く呼吸瞑想をはさみます。

そうやって足の先までいったら、最後に全身に注意を向け、短く呼吸瞑想をして終了です。

しかしながら、ほとんどの方は体の全部のボディースキャンを終えないうちに眠く

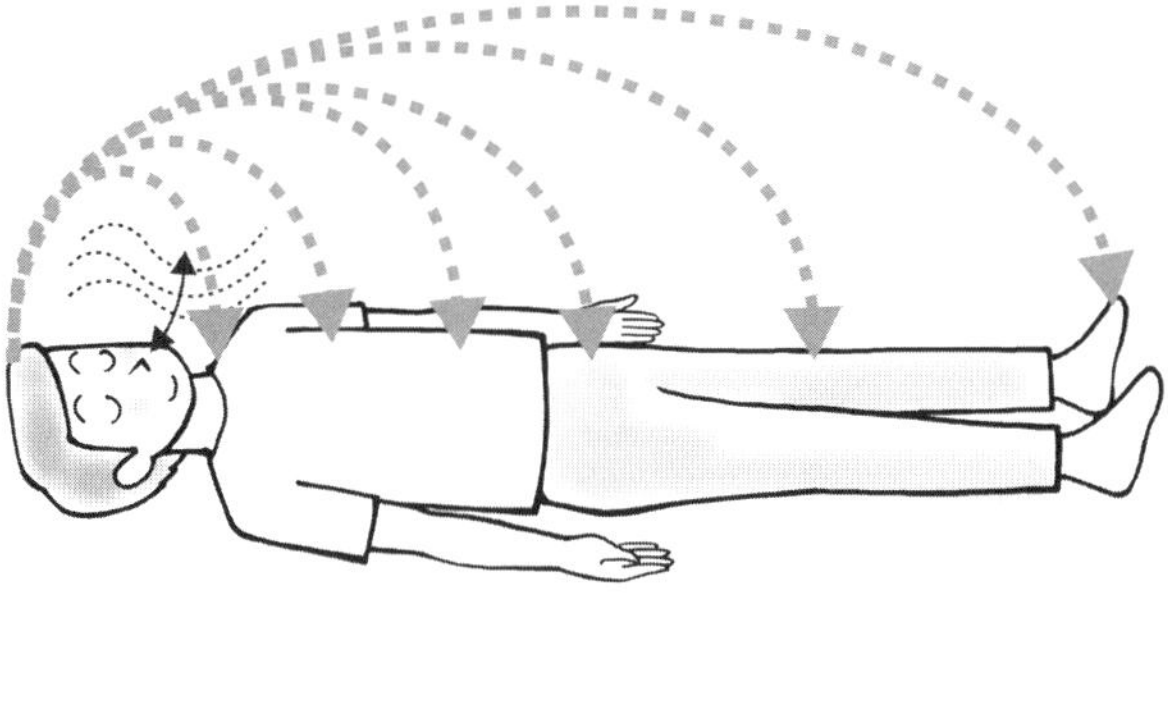

なってしまいます。「ぜんぜん眠れないんです」と訴えていた患者さんでさえ、「薬を飲んでいないのに、頭から首にたどり着くまでに眠ってしまって」という方が多いのもたしか。

海外のマインドフルネスの指導者は「眠らずに、覚醒した状態で瞑想しなさい」といっていますが、私はもっとゆるく、「最初の頭の部分に集中するだけでもかまいませんよ」というスタンスです。私の専門領域の一つ、睡眠医学の分野から見ると、これで不眠症に悩む方が安眠できるようになったり、服薬量が低減されたりするようなら、そちらの成果のほうを重んじたいと考えています。

このボディースキャン瞑想のやり方は、古くインドの瞑想修行を発祥とするヨガでも行われてきました。そういうことからも、瞑想は健やかな心と体を保つために、人間がもともと取り込んできた叡知といえるでしょう。

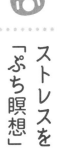

ストレスを和らげる「ぷち瞑想」

瞑想と聞けば、少し前までどこかオカルトチックなイメージを持つ方もいたかもしれません。しかし、科学的データで裏付けされたマインドフルネスの実践法として瞑想の効果が認められるにつれ、心の病を抱える患者さんの治療に取り入れる精神科医も増えてきました。全国の精神科医が一堂に会する学会のシンポジウムでも、マインドフルネスを提唱する心療内科医の先生を呼んで発表してもらうなど、それだけ注目の高さがうかがえるというものです。

精神科の分野では、心のストレスを軽くしていく画期的な方法として「認知療法・認知行動療法」という心理療法が注目を集めています。その中には「ストレスコーピング」と呼ばれるストレス対処法がたくさん紹介されています。そしてそのストレス対処法の多くが、マインドフルネスの要素を含んでいます。マインドフルネスの瞑想は、やり方に関わらず、どれも心に大変いい影響を与えるものであると明らかになったのです。

これは精神科医に限らず、みなさんも普段の生活でやっているように思います。ストレス解消に、散歩をしたり、歌を唄ったり、スポーツなどで発散することってあるでしょう。例えばカラオケで好きな歌を熱唱しているときは瞑想と同じ効果を得られる状態になっています。歌うことに陶酔して、そのときはフロー状態になっているわけですからね。

つまり、瞑想の解釈を広げていくと**「カラオケ瞑想」**もありだということです。

そんなふうに考えると、瞑想も身近に感じられてきませんか。自分の意識を集中させて心を解放していくためのシチュエーション作りも、自分なりに工夫してやってみてはいかがでしょうか。

これは一例ですが**「お風呂瞑想」**なんていうのもいいと思います。ストレス解消にお風呂に入るという方も多く見られますが、そこに瞑想を取り入れるのです。

体を洗ったりシャンプーをしたりするときも、ぼんやりと機械的に洗うのではなく、一つひとつの部位に生じる感覚に意識を集中させて丁寧に洗ってみてください。体が力んで息が止まっていないかどうか確かめながら、そのときの呼吸にも意識を向けてみましょう。


また、照明を落とした浴室にキャンドルやろうそくをもち込み、湯船に浸かりながら火の揺らぐさまを見て瞑想するという方法もあります。ろうそくの火のゆらぎには、心を落ち着かせる効果があるのです（ただし火傷にはくれぐれも気をつけてください）。

「1／f ゆらぎ」という言葉を聞いたことがあるでしょうか。1／f ゆらぎとは、川の流れ、雨音、そよ風、波の音、小鳥のさえずりなど、自然界に見られる不規則なリズムのことです。

人は自然界のゆらぎのリズムに触れると心が落ち着いてきます。小川の流れを見たり、雨がしとしと降る雨音を聞いたりすると、心が癒されますよね。ろうそくの炎が揺れるさまや、お線香から立ち上るほのかな煙にもそうした効果があります。

逆に、機械的、規則的なリズムをずっと聞いていると、人はイライラしてくるもの。脳が「自然じゃない。何か大変なことが起こるのではないか」と判断して、ストレスを発生させることになります。

そうした自然のゆらぎを感じ、心を癒すには、いまブームとなっている「森林セラピー」や、自然の中で行う「リトリート」に参加してみることも一つの方法です。リトリートについては、次章で詳しくご説明しましょう。

生活の中に瞑想習慣を取り入れる

ここまで、さまざまな瞑想のやり方を具体的にご説明してきましたが、なんとなく瞑想のコツがつかめてきたのではないでしょうか。何はともあれ、静かな空間で座って行うだけが瞑想ではないということはご理解いただけたと思います。

ぷち瞑想のやり方をあえて細かくご説明したのは、生活の一つひとつの動きに瞑想習慣を生かしていただきたいからです。**最後の目標は「生活瞑想」といっても過言ではありません。**

前章で、私たち禅僧の修行の一つに生活瞑想があると述べました。坐禅だけでなく、掃除や料理など庫裏での作務も一つひとつのことに集中していくので、瞑想状態になるのです。私の尊敬する江戸時代の名僧、白隠禅師が「**ずっと止まって瞑想するより、**

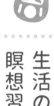

作務や料理など日々の仕事に取り組む中での工夫にこそ、禅の本質としての気づきが生まれる」という言葉を残したように、生活瞑想の大切さを教えられた気がします。

生活瞑想は、みなさんも日常生活の中で手軽にできることです。

例えば「いまは次にやることを考えず、ただひたすら、この食器を洗うことだけに意識を集中しよう」とか、「昨日の失敗は考えず、いまはこの資料作りのことだけに専念しよう」とか、**日常の中で意識を集中することができたら、そのときはマインドフルネス瞑想を実践していることになります。**庭の草むしりを夢中になってしているときや、無心になって日曜大工をしているときなどもそうですね。

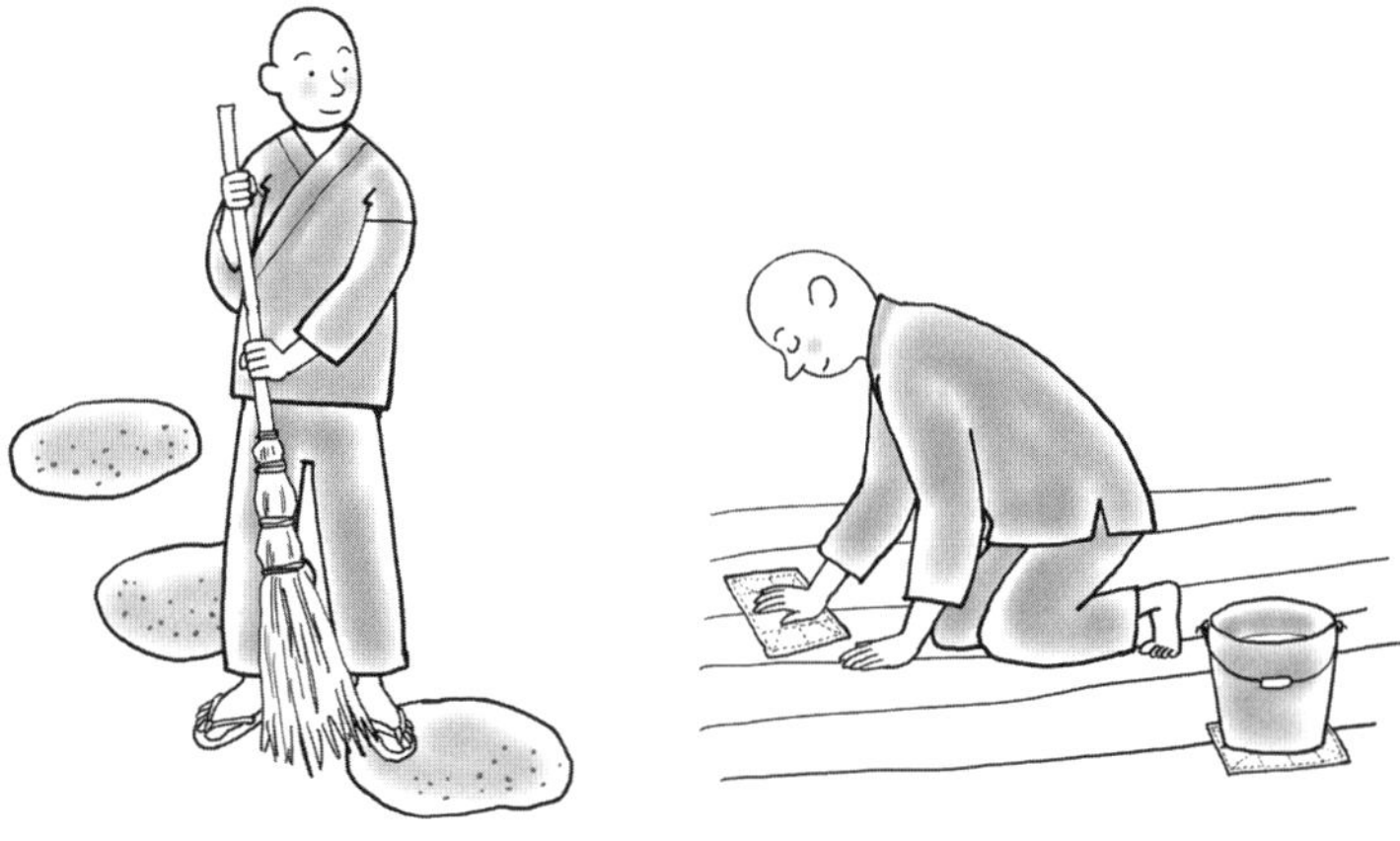

その作業のことにだけ意識が向けられているときは「マインド・ワンダリング」状態にはならず、脳は疲れを感じません。だから同じ作業でも効率よくはかどります。

私たちは人生のさまざまな場面で、緊張したり不安を覚えたりすることが多々あります。「大切な試験なのに緊張して、ケアレスミスをしてしまった」「ここぞという場面で集中力が途切れ、実力が出せなかった」「大事なプレゼンであがってしまい、思うことの半分もいえなかった」などといった失敗経験は誰にでもあることです。

しかし瞑想習慣によって集中力が培われると、いざというときに短時間で心を落ち着けられ、さらに余裕も生じます。そして自分では思ってもいなかった力を発揮できるようになる可能性もあります。

仮に心がさまよい始めたら、「いま、ここ」に心を引き戻す。〝気づいたら戻す〟という繰り返しによって、集中力がアップしてくるのです。

毎日忙しく時間に追われ、心をさまよわせて脳疲労を起こしがちな現代人にいま必要なのは、ありのままの自分と向き合う時間。ぷち瞑想は、あなたが気づかぬうちに心を安定させる力やストレス耐性も養ってくれるはずです。

お寺の坐禅も体験してみよう

さて、誰でも手軽にできる「ぷち瞑想」がこの本のテーマですが、この章の最後にお寺などで行われている「坐禅」についても触れておきたいと思います。

近頃は一般の方向けに、坐禅が体験できる禅寺が多くなりました。私が修行した鎌倉・建長寺でも定期的に「坐禅会」を開催しており、日本人だけでなく外国の方たちもたくさん参加しています。

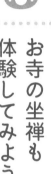

日本における禅の本格的な始まりは鎌倉時代初期、臨済宗開祖の栄西《えいさい》禅師が開いた京都の建仁寺からでした。また、私のお寺の大本山にあたる、鎌倉五山第一位の建長寺は日本で二番目にできた禅寺です。

日本の禅宗には、臨済宗、曹洞宗、黄檗《おうばく》宗があり、この三宗のお寺が一般的に禅寺と呼ばれています。

とはいえ、テレビなどで禅寺での厳しい修行の様子を見た方は、「お寺の坐禅は恐そうだからちょっと……」と尻込みしてしまう方もいるかもしれませんね。いちばんのネックは、坐禅をしているときに木の棒で叩かれることでしょうか。

ここでちょっと、禅僧の立場から坐禅のイメージの誤解を解いておきますね。

坐禅をしているときにお坊さんが「警策《けいさく》」と呼ばれる木の棒で叩くのは、痛みや罰を与えるためではありません。「無」になっていないからでもありません。

「昨日の失敗が頭から離れないな」「やらなきゃいけないことが山積みで気が重い」「あの人には腹がたった」というような、**さまざまな雑念＝「妄念」を断ち切るために警策で叩いてもらうのです。そう、叩かれるのではなく、叩いてもらうんです。**

禅の道場には必ず、仏様の智慧の象徴である文殊菩薩がいて、警策をもっている僧侶は文殊様の手を借りて指導しているととらえてください。その刺激によってハッとわれに返り、心の目を開かせることがねらいです。

人は不安や恐れ、怒りなどのネガティブな感情が出てくると、背中が丸まってきたり、頭をかしげたり、呼吸が乱れたりします。気持ちが乱れ、注意力が散漫になっているときも、体が揺れ動いたりするものです。

そのサインが出たと感じたら、自分から警策を持ったお坊さんに「お願いします」という意味を込めて合掌をして、叩いてもらってもいいでしょう。気持ちが切り替わって、けっこうスッキリします。

「姿勢と精神はつながっている」という興味深いデータがあります。

悲観的なことを考えると、自然と姿勢が前かがみになりますが、その逆もあり、姿勢が前かがみになると、なぜか悲観的な気分になってしまいます。つまり、姿勢が丸まってくると妄念が出てきて、妄念が出てくると姿勢が丸まってくるというわけです。

「姿勢が心を作る」といわれるのはそのため。姿勢をよくして、胸をはって過ごすだけでも、大らかな気持ちになります。

よく「坐禅をして無になる」という言葉を聞かれると思いますが、ほとんどの方は無になれなくて当たり前。禅僧の私でさえ無になることは難しく、修行を積んでいくと最終的に「無になれる」という老師様のレベルの話なのです。

「無になる」とは、妄念のノイズを消すという意味に近く、ブッダも「いきなり無になることは大変だから、こういう順番でやっていくと無心になれますよ」とそのやり方を説いています。それが前述した「八支正道」（八つの救われる方法）です。

つまり、何も考えないこと自体が無理な話なので、そこにこだわる必要はありません。そして繰り返しになりますが、ネガティブな妄念が出た自分を責めないことが何よりも肝心です。むしろ「雑念が出てきたな」と気づいた自分をほめてあげてください。その気づきが、これからお話する「心の切り替え術」の鍵になります。

まずはともかく「ぷち瞑想」を入り口にして、自分の変化するさまを実際に体験していただき、その上でもっと興味がわいたら、ぜひお寺での坐禅会にも参加してみてください。清浄で荘厳な環境の中に身を置き、静かに自分の心と向き合ってみるのもいいものですよ。

ランニングは走る瞑想？

マラソンブームで多くの人が走るようになりました。大会に出場するような本格的に走る人から、自分のペースで週末などにゆっくりと走りを楽しむ人まで、ランニングのバリエーションは人それぞれ。

ランニングにはさまざまな効果があります。ですから走る動機も、ダイエット目的や体力の向上、さらにメンタルヘルスのためなど、人それぞれでしょう。

ランニングと瞑想、あるいはマインドフルネスのことについては、ランニング*の専門雑誌にも度々寄稿させていただいています。ご興味のある方はご参照ください。

瞑想というと〝坐禅を組む〟イメージが強いですが、禅宗では古来より坐禅の合間に「経行（きんひん）」という〝歩行瞑想〟が行われています。足を一歩踏み出すごとに、地面を踏みしめる感覚に意識を集中させ、心の乱れを整えるというものです。

経行にはゆっくり歩く曹洞宗式と、禅堂の周りを走る臨済宗式があります。ランニングは、まさに臨済宗式と同じで、呼吸のリズムや脚の動きに注意を集中して走ることで、心を落ち着けることができる可能性を秘めていると私は考えています。

ランニングは一定のリズムである程度長い時間、同じ動きを繰り返します。人によっては二、三時間でも平気で走っていられます。

フルマラソンを走る人にどんなことを考えて走っているのかを訊くと、「雑念だらけ」とか「ゴールしか考えない」などの答えが返ってきます。しかし、調子がいいと体をバネのように感じたり、後半は段々と肉体の痛みやつらさにも集中するそうです。

厳密にいえば、純粋な瞑想とは違いますが、やはり走ることに「集中する時間」が長く、日常にはない「自分と向き合う時間」という意味で、瞑想にとても近いもので、その効果も同じようなものがあるのではないでしょうか。

＊『Running Style』２０１６年2月〜毎号掲載中（２０１８年2月現在）

第三章

いざというときに役立つ「リセット術」

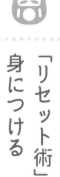

「リセット術」を身につける

「このイライラ（ウツウツ）した気分をどうにかしたい」「ずっと落ち込んでいては次に進めないいけれど、どうすればいいんだろう」「期限は迫っているのに、なんだか集中できない」などと、思ったことはありませんか。

瞑想を繰り返していくと、そんなときの気持ちを切り替える「スイッチ」がスムーズに入りやすくなります。

私は、クリニックで診察する日は一日に四〇～六〇人くらいの患者さんを診ています。

患者さんの症状はそれぞれに違うので、一人ひとりの患者さんに全身全霊で向き合っていくには、私もその都度気持ちを切り替える必要があります。仮に前の患者さんのことが気になって気持ちや気分を引きずっていると、次の患者さんのことに集中できなくなるからです。

というわけで、私は診察する日には約六〇回、気持ちの切り替えを行っていることになります。

切り替えの方法は、時間にしてほんの一〇秒ほど。次の患者さんが診察室に入ってくるまでのわずかな時間に、長目のひと呼吸をするのが私のやり方です。それだけで頭の中がリセットされクリアになり、次の患者さんのことに全神経を注ぐ準備が整います。

しかも一日の診療が終わった時点でも、肩や首は凝っても、心はほとんど疲れが残っていません。禅寺で修行をする前は、診察のあと一日が終わると疲れて心身ともにクタクタでしたが、これも呼吸瞑想を身につけ、気持ちの切り替えのスイッチを手に入れたおかげだと思っています。

私がこのとき行っている呼吸法は、ヨガで採用されている「ウジャーイ呼吸」という呼吸法に近いもの。**喉の奥を少し締めるようにして、喉の奥から「うぅぅぅ……」**

と唸るように細く長く息を吐きます。椅子の後ろに両手を回し、胸を少し反らして上を仰ぎ見るようにして行うと、体の緊張も解きほぐれるかんじです。

ウジャーイとは「力の支配」という意味で、この呼吸法は「勝利の呼吸法」とか「征服呼吸法」ともいわれています。精神を安定させ、深いリラックス効果が得られるほか、体を温めて血液の循環を促すので、代謝をよくするとされています。

自然呼吸よりも深く強い呼吸のため、体の内側の至るところまで酸素を浸透させることができるのですが、あまり長くやると交感神経が活動し過ぎてしまうので、私は気持ちを切り替えるために患者さんの変わり目に一回、一〇秒ほど、ひと呼吸だけやるようにしています。

これは私が短時間でリセットするために取り入れている方法ですが、みなさんも自分に合ったリセット術を見つけてみてはいかがでしょうか。

この章では、**そのときの場面、場面に使えるマインドフルなリセット術をご紹介していきますので、その中から「これは自分に使えそう」と思ったものを試してみてく**

ださい。ぷち瞑想と合わせて行うと、さらに効果があると思います。

もちろん、アレンジは自由。「私はこんなやり方で心をリセットできました」という読者のみなさんの体験談も聞いてみたいものです。

じつは、あなたも無意識にやっている心理療法

ある女性の例をご紹介します。

彼女は幼い頃に家庭環境によってつらい経験をしてきました。そんな状況を乗り切るために、自分の心を守るすべを自ら身に付けたのでしょうか。大人になったいま、**彼女は何か嫌なことがあると、ただひたすらリンゴの皮むきをするそうです。**そのうちに心がとても落ち着いてくるといいます。これは彼女なりに、自分で見つけた心の切り替え術なのだと思います。

無心になって何かに没頭するのは、まさにマインドフルネス瞑想と同じです。そうやって無意識のうちに自分の心を整えてきたのでしょう。

よく、いじめを受けている子が川に向かってひたすら石を投げ続けたり、無目的に

砂をずっと盛り続けていたりするのも、**何かに集中することで自分の心を整えている行動といえます。それは自分の心を休ませるために必要な行動でもあるのです。**

マインドフルネスは誰に教わらずとも、人が本能的に、自分の心を守るために昔から行ってきたことで、それが科学的データの裏付けとともにプログラム化されたものである、といういい方もできるかもしれません。

じつは私たちも、自分の心を落ち着かせるために無意識のうちにやっていることがあります。イライラしたとき、「はあ〜っ」とため息をついたり、こめかみを押したり、頬を押すようにしたり、肩をトントンと叩いたり、指で机などをタッピングしていたり……。ご自身に当てはまることはありませんか。

そういう行為は、自分で自分に心理療法を施している

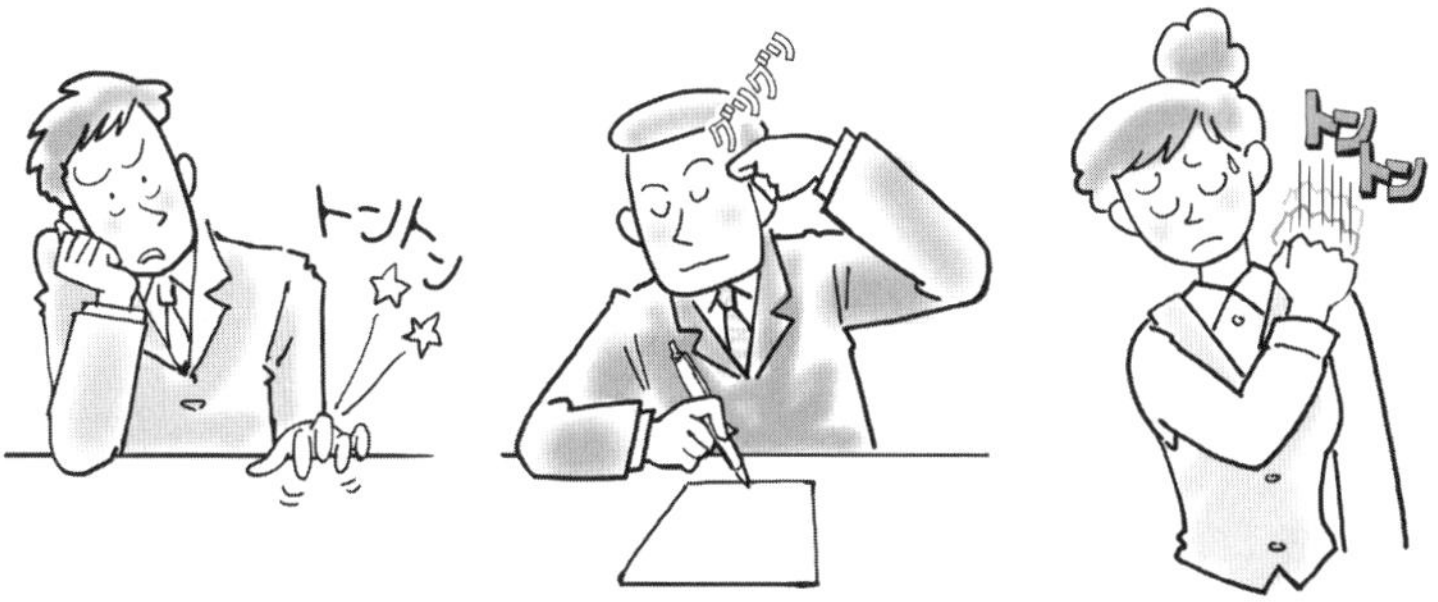

のと同じ。自分で自分を癒す行為を、ごく自然にやっていることになります。**指先をはじめ、一定のリズムで刺激を身体に与えることを「タッピング」といいます。**これをすると、心が落ち着いてきます。赤ちゃんが泣いたとき、「よしよし」と体を揺すったり、トントンと背中を叩いたりしますよね。あれがタッピングの原点です。泣いた子どもの背中をさすってやると次第に落ち着いてくるのも、赤ちゃんのときの体験が刷り込まれているためといわれています。

嫌われがちな貧乏ゆすりも、体を動かすことで心を解きほぐそうとしている行動の現れです。つまり歩く瞑想と同じように、脳の気分転換になっているのです。ただし、貧乏ゆすりは、周囲の人が不快に思うことも多いので、不快さを与えないように、一人のときなどにやるとよいでしょう。

タッピングは、心理療法でもよく使います。

気持ちが不安定になっている患者さんに、自分で脇の下の肋骨部分をやさしく叩いてもらうのです。**そこは赤ちゃんのとき、お母さんに抱っこされてトントンと叩かれた部分。**母親が手を当ててくれたり、体を密着させていたりしたところです。

スポーツ選手や大舞台を控えた人が「落ち着け、落ち着け」「大丈夫だ」「よし行こう！」などと胸をトントンと叩くのも、そういう潜在意識が働いているものと思われます。

また、体に触れて心を安定させる心理療法では、眉毛の一番内側の部分や、目の下の頬骨が出ている部分を押したりタッピングしたりする方法もあります。

東洋医学でいう「合谷《ごうこく》」のツボ、つまり手のひらの親指と人差し指の間のくぼんだ溝の部分を押すのも効果的です。さらに、手の小指側の側面、つまり「空手チョップ」で当てる部分をタッピングする方法もおすすめです。これらの部分は、人と握手したときに当たる部分でもあり、そう考えると、握手は昔から人が人に安心感を与えるために自然にやってきたことといえます。

手から伝わる温もりは心理的な安心感をもたらします。機械によるマッサージと人の手によるマッサージとの違いは、そこにあります。「手当てをする」とはよくいったものだと思います。

人間は人間との関係・接触の中で自然に、傷ついた心を治療していく動物であり、それは動物行動学で指摘される、サルが毛づくろいをし合って関係性や信頼性を深めていく習性にも似ているようです。

これらはすべて自分だけでもできます。私は東日本大震災の被災地で、悲しみのあまり眠れない方たちやつらい経験のトラウマで苦しんでいる方たちに、自分でできるタッピングのやり方をアドバイスさせていただきました。脳裏につらい体験が思い浮かんで眠れないときや不安を拭えないとき、深呼吸をしながら、両方の眉がしらや目の下の頬骨の部分、さらには両胸の鎖骨の下のくぼみの部分や、脇の下の肋骨部分を順番に一〇回くらいトントンと指先（人差し指、中指、薬指をそろえて）でタッピングするのです。

みなさんも、心が疲れているなと感じたときは、呼吸に意識を向けながらこれらのやり方を試してみてください。

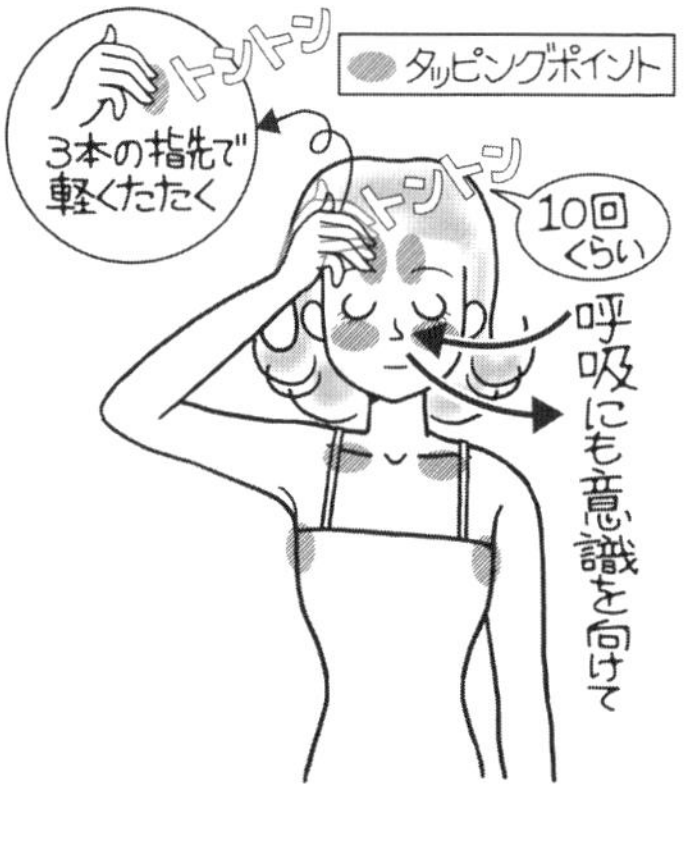
タッピングポイント
トントン
3本の指先で
軽くたたく
トントン
10回
くらい
呼吸にも意識を向けて

「キーアクション」で気持ちにスイッチを入れる

自分にとっての大舞台を前に、「緊張して胸がドキドキする！」という経験は誰でもおもちでしょう。学芸会やピアノの発表会、部活の試合、受験のときや就活の面接などの前は、緊張してドキドキしたと思います。

そんなとき、昔からよく知られるおまじないに「人」という字を手のひらに書いて飲み込むというものがあります。これは自分に暗示をかけて気持ちを落ち着かせる方法ですが、実は意外に効果があります。

例えば、野球のイチロー選手が打席に入

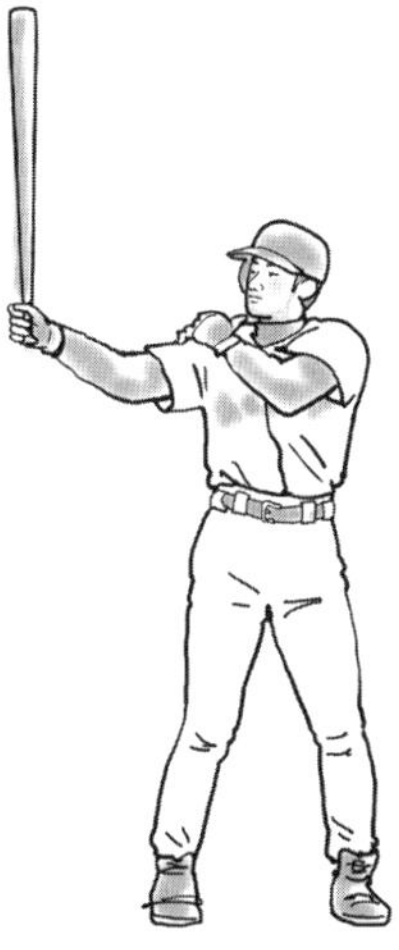

るときは必ず、一度バットを回して高くかざしたバットの先端を見るでしょう。ラグビーの五郎丸選手は、ペナルティー・キックを蹴る前に顔の前で指を組みます。元小結の高見盛関は現役時代、パンパンと両頬を叩いたり両腕を力いっぱい振り下ろしたりして「気合い入れ」をしていました。

これは心理学的には「キーアクション」といわれるもので、気持ちにスイッチを入れるための行為なのです。一種のおまじないのようなもの。**何かを始める前に決まった動作（ルーティーンワーク）をとることで、集中力を高めて精神を研ぎ澄まし、モチベーションを上げる効果があります。**子ども番組のヒーローもので、変身をする前に一連の動作を行うのも、実は切り替えスイッチを入れるためのキーアクションともいえますね。いうなれば「スイッチング・キーアクション」です。

人は不安な気持ちと対峙するために、自分の中でルールを作り、そのルール通りに遂行することで安心するところがあります。家に自分以外誰もいないとき、外出前に「火は消した。戸締りした。よしＯＫ」と確認すると、安心して出かけられるようなものですね。

私はよく忘れ物をするので、玄関で必ず「時計、財布、携帯」と口に出していうようにしています。そうすることで、忘れ物をすることがなくなるのはもちろん、家にやり残したことがあるんじゃないかという想念を残すことなく、外で活動する自分にスイッチが入る効果もあるのです。

ものすごく心配性の人は、そのルールがどんどん厳しくなって、自分になかなかOKが出せなくなります。持っていくものを何度も何度もチェックしなければ安心できないとか、自分に課しているルーティーンワークを完璧に毎日きっちりとやらなければ気が済まないとか……。それらは不安な気持ちからくるものです。

でもそれが行き過ぎると、何度も何度も確認をせずにはいられなくなる、強迫性障害という心の病気になりかねません。

鍵の締め忘れが気になって何度も家に戻ったり、何かに触って汚染されたのではないかと心配になってずっと手を洗い続けていたり、それらは強い不安からきています。

そういう人にとっては「これをしなければ安心できない」という決めつけにつながる

可能性があるため、動作にこだわり過ぎることは避けたほうがよいでしょう。

スポーツ選手のキーアクションも、精神統一をするためだけでなく、多少なりとも自分の中にある不安を打ち消して心を落ち着かせるために行っているのでしょう。その行為に意識を集中させて、フロー状態にもっていくためでもあります。

私たちも「これをやれば大丈夫」というキーアクションを、自分で作ることができます。もちろん、ぷち瞑想習慣を身につけていればいざというとき気持ちのスイッチが入りやすくなりますが、それと並行して、ここぞというときのキーアクションを作っておくと、さらに心強いアイテムになるかもしれません。

例えば、胸に手を当てて「私は大丈夫」とつぶやいてみてもいいでしょう。「さあ、いまからだ！」と手をパチンと叩くとか、足踏みをしながら「絶対

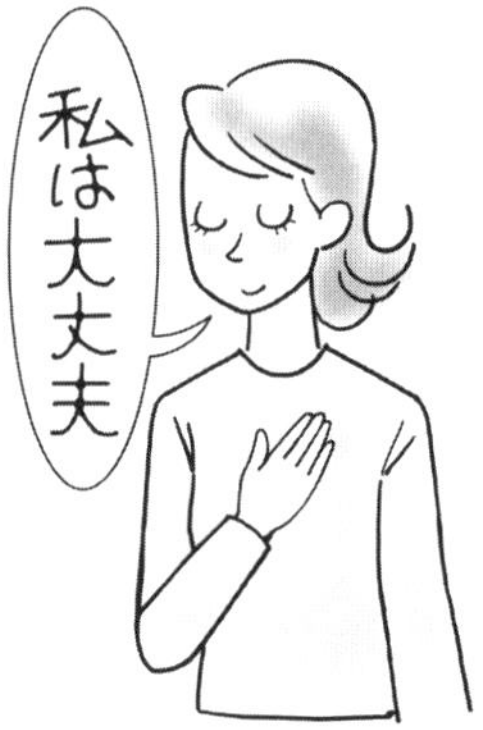

にうまくいく！」というなど、自分なりのキーアクションを考えてみてはいかがでしょうか。深呼吸をプラスするのもよいでしょう。

水を飲む、コーヒーを飲む、お守りを握るなどでもいいのですが、**いつでもどこでも自分の身一つでできるもののほうが、条件に縛られないのでやりやすいと思います。**

ポイントは、自分を鼓舞させるような言葉を口に出すことです。耳を使って脳をだます（錯覚させる）というか、自分にいい聞かせて刷り込んでいくのです。声を出せないような場所では、心の中で念じるだけでもＯＫです。

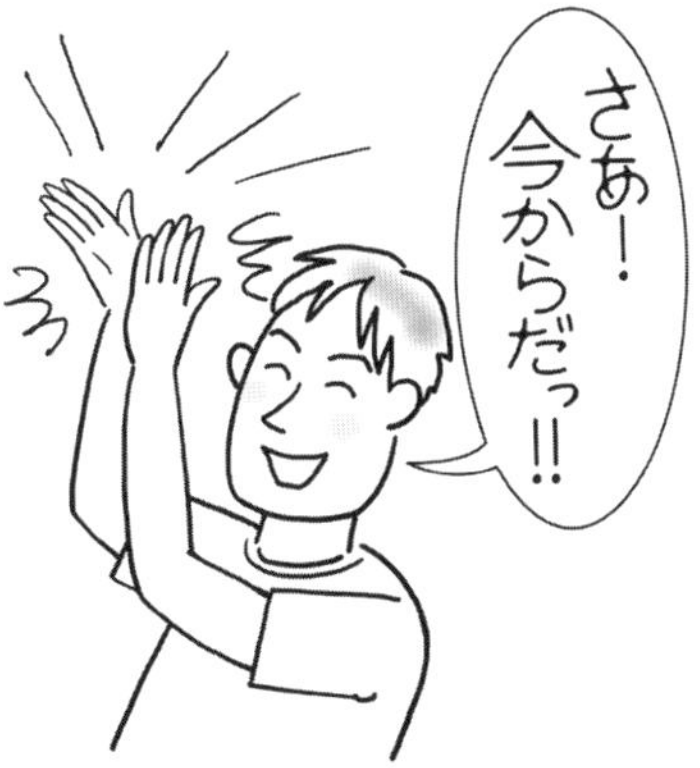

それと同時に、軽く体のどこかを叩くなど、適度な感覚刺激を与えるとさらに効果的です。そのアクションを体に覚え込ませると反応し、効果が出やすくなります。

極端な例ですが、アルコール依存症や薬物依存症の患者さんの治療でこのキーアクションが使用されています。というよりも、もともとは下総精神医療センターの精神科医で薬物依存治療のスペシャリスト、平井愼二先生が、依存症を治療するために開発した「条件反射制御法」という治療法の中で紹介されたのが、このキーアクションなのです。「私はいま、アルコールを飲まなくても大丈夫」という言葉をいいながら、同時に行う手の動きを決めておくのです。野球で監督やコーチが選手に指示するサインのように、例えば肩、胸、わき腹など手で触る順番を決めて、体へのタッチングをしながら言葉に出します。

これを毎日繰り返して体に叩き込んでおくと、お酒が飲みたくなったとき、このキーアクションをすることでその気持ちがピタリと収まります。

キーアクションで大事なのは、普段から練習しておくこと。体と心に覚え込ませるために、日頃からつねにやっておくことが肝心なのです。

普段はやっていないのに、いざ気持ちを切り替えたいと思って急に瞑想をしても、すぐには集中できません。ぷち瞑想もキーアクションも、習慣づけておけば、ここぞというときにきっと役立つはずです。

「ラベリング」で雑念を取り、集中力を養う

みんなを引っ張っていく、あるいは的確な指示が出せる力のある優秀なリーダーは、気持ちの切り替えがとても早くできます。前のことはすっぱりと忘れて、五分後には次のことに集中できるので、仕事がとても早く効率的です。

世界的なＩＴ企業、グーグルも社員研修や従業員のストレス対策でマインドフルネスを取り入れたところ、集中力がアップして仕事の効率がものすごく上がったそうです。最短の時間で仕事に集中し、空いた時間を余暇に使うことで、社員のメンタルヘルスも向上しました。結果、人生が豊かになったといえます。

マインドフルネスの瞑想や考え方が、大手コンピューターメーカーの多く集まるアメリカ・シリコンバレーから広がったというのも興味深い話です。時代の超最先端を

走り続け、毎日パソコン漬けになって仕事をしている人たちが、何千年も前から行われてきた瞑想という方法を生活に取り入れ、集中力の向上などを仕事にも生かし、よりよい人生を手に入れることになったのですから。

日本人はとても優秀な民族です。こんなに国土の小さな資源もない国なのに、もともとの勤勉さや発案力を生かして、いまや世界有数の経済大国です。

しかしその働き方といえば、欧米人とは正反対。最近、「働き方改革」が提唱され、状況は少しずつ変わってはいるようですが、まだまだ十分に浸透していないようです。

欧米人は仕事とプライベートの線引きがはっきりしていて、プライベートに仕事は持ち込みません。かたや日本人は、滅私奉公の精神が根づいているせいか、身を粉にして働き、休みのときでさえ仕事のことを考えているような、よくいえば生真面目、悪くいえば苦労症で貧乏性な民族といえるかもしれません。

バカンスの過ごし方を見ても、欧米人とはまったく違います。日本人は限られた時間に目一杯のスケジュールを入れて、あちこちをめぐったりしますが、欧米人は長いバカンスをとってマインドフルにのんびり過ごし、心身をリフレッシュさせます。

日本人には禅の精神があるので、自分より人を立てる気質があります。自分が長く休んで、そのしわ寄せでほかの人が苦労するのを黙って見ていられないという人が多いのはそのせいでしょう。それは日本人の美徳でもあります。

逆の見方をすると、日本人はオンとオフの切り替え方がヘタで、効率的に働くというより、息切れしながらもガムシャラに精神論で前に進むタイプが多いようです。

だからこそ、そんな日本人がマインドフルネス瞑想を取り入れて集中力を磨けば、仕事の仕方が効率的になり、切り替えも早くなるので、もっと世界を引っぱっていくリーダー的存在になれるに違いありません。それとともに、精神的・時間的なゆとりができて生活の質自体が向上していくことでしょう。

マインドフルネスのルーツは禅なので、難しく考えず日本人はその原点に戻るだけ。新しいことを学ぶわけではないので、それを生かしながら切り替え上手になっていただきたいと思うのです。

ただしそうはいっても現実は、仕事のことがいつも頭から離れず、気持ちの切り替えが難しいという方が多いのもたしか。日本人のもともとの気質もさることながら、そうならざるをえない社会の雰囲気もあるでしょう。その弊害として、現代人はヘトヘトに疲れきっているように見受けられます。

忙しさに追われて心がさまよい始め、余裕がなくなってきたなと思ったときに、おすすめしたいのは「ラベリング（言葉のラベル貼り）」というテクニックです。家事に忙しい主婦や、やることが山積みの学生さんたちにも役立つと思います。

ラベリングは、マインドフルネス瞑想でも取り入れられているものです。

「これをしなくちゃ。そのあとはあれもしなくちゃ。ああ、気が重いな」と思ったら、そのあれこれを「単純な言葉」に置き換えて、心の中で唱えてみましょう。

例えば「あの報告書を書かなきゃ」と気になって肝

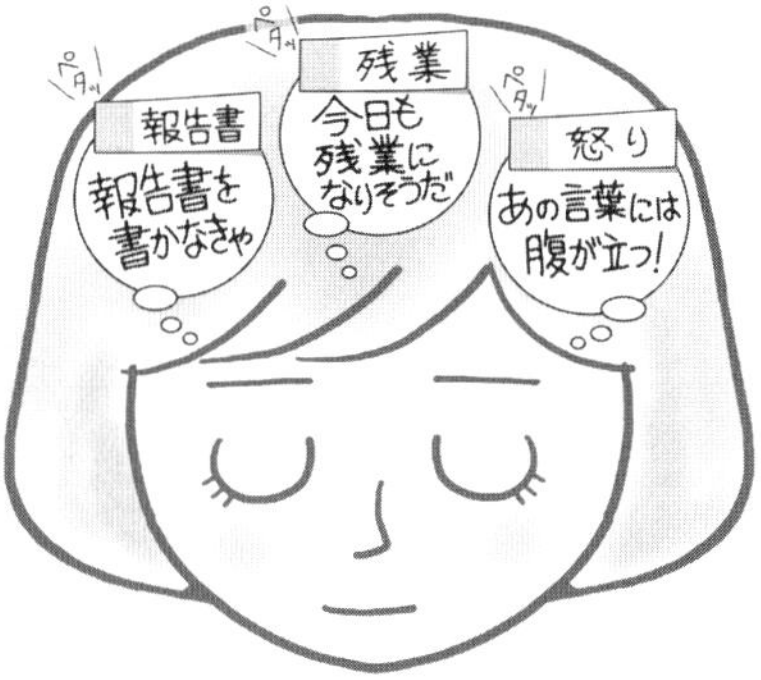

心の目の前の仕事に集中できないときは、「報告書」という簡単な言葉に置き変えて「報告書、報告書、報告書」と何度か唱えるだけ。「あの言葉には腹が立ったな」という感情が出たら「怒り、怒り、怒り」。「今日もまた残業になりそうだ」なら「残業、残業、残業」という言葉を唱えてから、「よし、さあ仕事に戻ろう」といまやることに意識を切り替えます。**「気づいて、止めて、戻す」**わけですね。

「雑念、雑念、雑念」という言葉を何回か唱えてみてもいいでしょう。

スポーツ選手が「集中！　集中！」と唱えるのも、ラベリングの一種です。

ラベリングには、雑念によってさまよっている心を瞬間的に止める効果があります。

そして、さまよう思考を一時的に止めるとリセットしやすくなります。集中力が途切れそうになったときの小技の一つとして、覚えておくと便利です。

怒りがこみあげてきたら、六秒待って

いくら気持ちを切り替えたいと思っても、やっかいなのがネガティブ感情の渦の中にはまってしまったときです。

「この怒りがおさまらない」「悲しくてやりきれない」「心が痛んで張り裂けそう」「あの嫌なことが頭から離れない」……などというときは、そのことで頭の中がいっぱいになり、〝気持ちを切り替えよう〟という発想すら出てこないかもしれません。

でもそのままの状態が続くと、いちばんつらいのは自分自身です。

とてもつらいときこそ、自分をいたわってあげましょう。「自分は怒っている」「自分は悲しんでいる」と、いまのその感情に気づいてあげるだけでもいいのです。それだけでも感情の渦から出て、客観的に自分を見ることができます。

不安や怒り、悲しみ、恐怖、落ち込みといったネガティブ感情は、脳の扁桃体《へんとうたい》という部分に影響を与えます。扁桃体は脳の奥深くにあり、大脳辺縁系の一部とされ、情動反応の処理をするところ。ネガティブ感情が大きくなってストレスが高まると、扁桃体が過剰反応を起こします。扁桃体からの指令を受けた交感神経は活動全開モードになり、血圧の上昇、冷や汗、不眠、過呼吸などの不快な症状を招くほか、心の病を引き起こすことにもなってしまいます。

ストレスが自律神経を乱し、病気を引き起こす原因にもなるので、不快な感情をあなどってはいけません。

マインドフルネス瞑想を続けると、扁桃体の体積が縮小し、感情がおだやかになるという研究結果が出ています。一方、記憶やストレス処理をつかさどる海馬の体積は逆に増え、思いやりの気持ちが豊かになることもわかっています。

瞑想が脳や感情に与える効果は、医学的にも証明されているのです。脳の一部をよい方向に変えるほどに影響するということは、非常に興味深いことで、瞑想の効果がそこにも読み取れます。

さて、怒りの感情やイライラが高まってくると、突然爆発しそうになることがありますよね。こらえきれなくなって、相手に言葉で噛みついたりすることもあるでしょう。とくに家族や身内に対しては遠慮がない分、怒りをぶつけてしまうことが多い傾向があるように思います。

しかし、それで問題はスッキリ解決ということにはなりません。イライラが連鎖していったり、あとで自己嫌悪に陥ったりします。

例えば、会社で嫌なことがあった夫が、帰宅して妻にやつあたりをしたら、妻はそのストレスを幼い子どもにぶつけて、子どもが泣きわめいたとします。夫がその泣き声にまたイライラしてきて怒鳴る、と次々に連鎖していくもの。そして家庭内は嫌な雰囲気になっていきます。罪のない子に自分の怒りの矛先を向けた妻は、自分を責めることもあるでしょう。

私は幼稚園児を子どもにもつお母さんたちを対象に、そうした事例を話しながら、子育てにマインドフルネス瞑想を生かしてもらうようにすすめています。実践したお母さんたちからは、「怒りの感情がいくらかおさまるようになった」「前よりもおだやかな気持ちで子育てできるようになった」などのうれしい感想もいただきました。

そして、これは瞑想法ではないのですが、怒りを抑えるちょっとしたテクニックもご紹介しておきましょう。

「アンガー（怒り）・マネジメント理論」では、**怒りのピークは六秒といわれています。ですから、もしも怒りの感情がこみあげてきたときは、六秒間以上間を置くように、ゆっくりと深呼吸を三回繰り返してみてください。**そうすることで、少し気持ちが落ち着き「瞬間的な大爆発」には至らないはずです。

また、自分の感情がおさまりきらず、頭の中で整理しきれなくなったときは、その感情を文章にして実際に口に出してつぶやいてみるという方法があります。

「私は上司の言葉にカチンときてムシャクシャしている」「夫の態度に腹が立っている」というように、文章にしていってみるのです。もちろん、席を外してトイレなどで一人になって行います。それもできないときには心の中で唱えてもよいでしょう。

そして、ここが大事。**その言葉の最後に「と、考えてみた」と付け加えてみてくだ**

さい。すると、どこか他人事のように思えてきて、煮えたぎっていた感情が少し冷めてくるはずです。

感情の鎮め方はいろいろな方法がありますが、こうした方法も覚えておくと気持ちを切り替える上でのスイッチングになると思います。

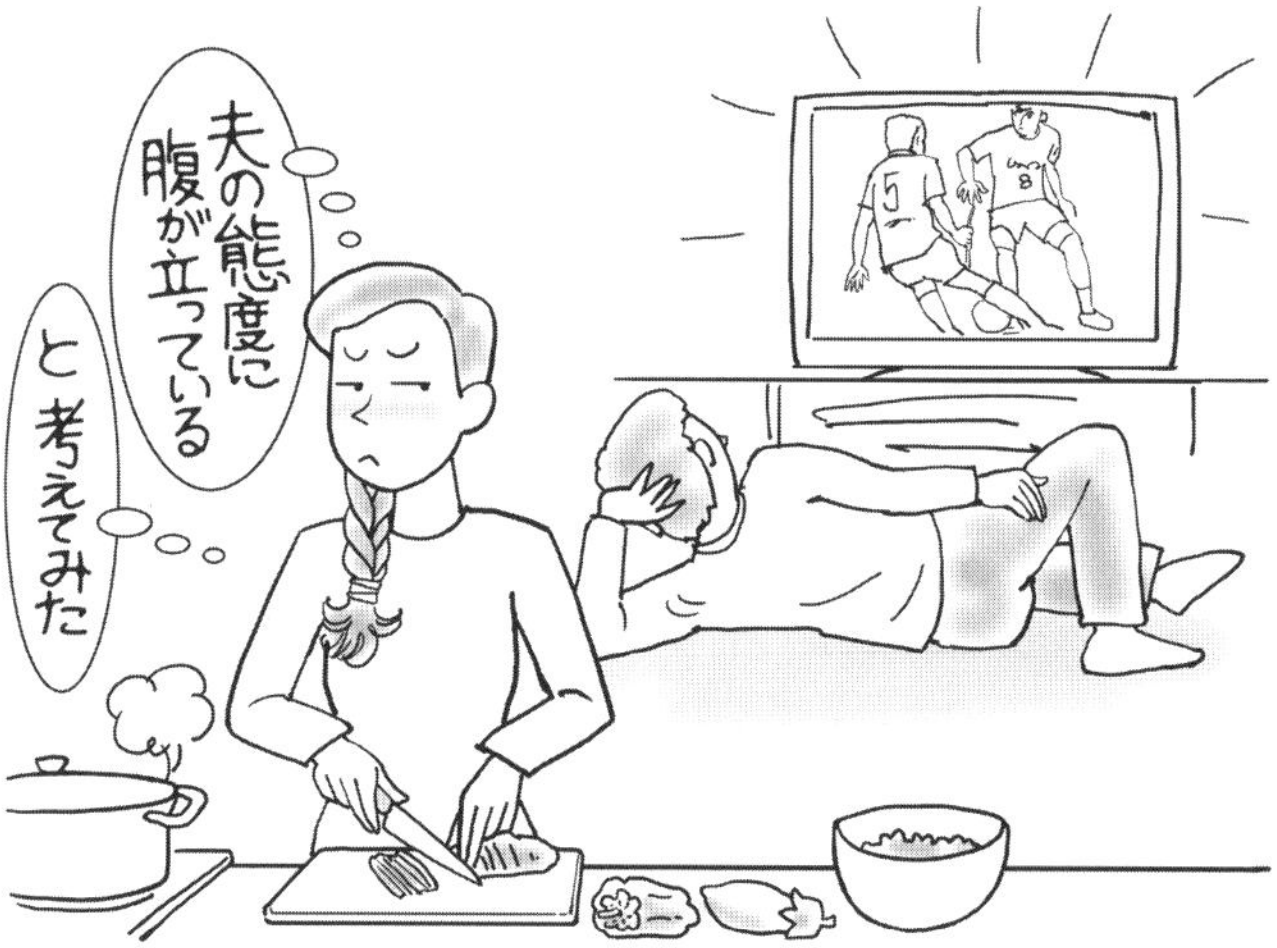

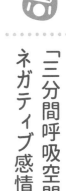

「三分間呼吸空間法」で
ネガティブ感情を手放す

ネガティブな感情が出たときは、「三分間呼吸空間法」もおすすめです。これはマインドフルネス認知療法のエッセンスを凝縮したやり方です。

ネガティブな感情というものは、「思考」「感情」「体の感覚」の三つがいっしょになって襲ってきます。だから混乱状態から抜けられなくなるのです。しかしこの三つを分解して考えてみると、少し落ち着いてくるのがわかります。

具体的な例を使って説明してみますね。

Aさんは、明日までに作成しなければいけないレポートをパソコンで打っていました。時計を見ると、すでに夜中の一時。明日はいつもより早く出かけるのに～と、心の中はとてもあせっています。

　そんなとき、急にパソコンがダウン！「こんなときに限って！」と頭を抱えてしまいました。しかしこの事態をなんとかしなければなりません。「どうしたらいいんだろう。ああ、あせるなあ！」。これが「思考」の段階です。

　あれこれ試してみましたが、一向に事態は解決せず、そのうちにイライラして腹が立ってきました。これが「感情」ですね。

　すると胸の鼓動が速くなり、カッカしてきて冷や汗が出てきました。ここで「体の感覚」に異変を感じることになります。

　この三つの状態がいっしょくたになってやってくると、冷静に対処するのは難しく、ますま

ネガティブなときのさまざまな状態

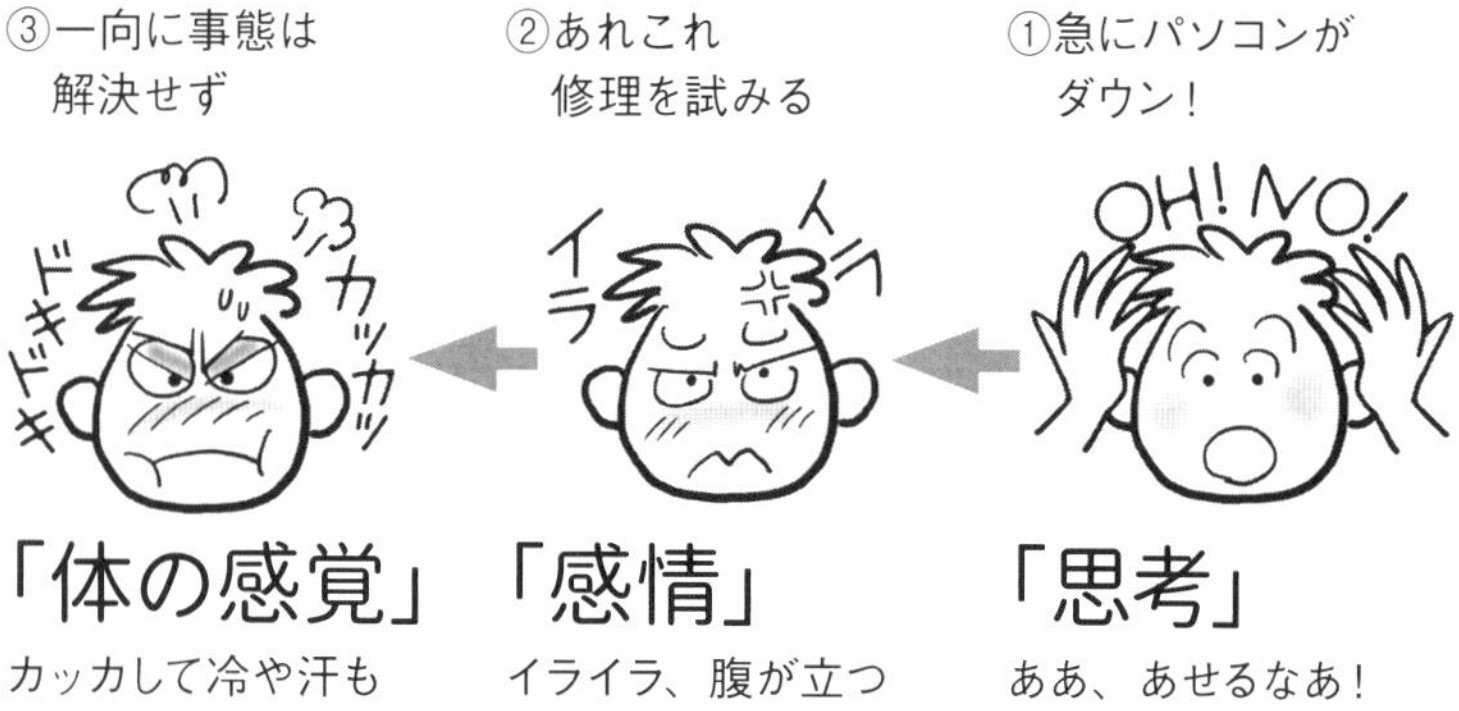

すパニックに陥ってしまいます。

そこで、**第一段階の確認**（最初の一分）**です。まず「思考」「感情」「体の感覚」をそれぞれ分解して考えてみる**のです。

「すごくあせりまくっている自分がいるな」と自分の思考を観察し、次に「いま、とてもイライラして気分が悪い」といまの感情を観察します。そして「胸がドキドキして、頭に血が上ってきた感じ」と体の感覚に意識を向けます。そうすると、混乱状態が少しおさまってくるはずです。

次に、**第二段階の注意の集中です**（次の一分）。**ここで呼吸に注意を向けてみましょう。**「あ、息が浅くなっているな」と気づくかもしれません。そこで深呼吸をして、お腹に注意を向けて呼吸を観察するとよいでしょう。

そのとき、吐く息とともに自分の内部にある嫌な感覚が出ていく様子をイメージしてください。「出ていく。出ていく」「消えていく。消えていく」と、ネガティブ感情を解毒していくようなイメージですね。

最後は、**第三段階の拡散です**（最後の一分）。**意識の対象をお腹から身体全体に広げていきます。**手のひら、腕、脚、足の裏などと順番に広げていってもいいです。そして、「こういうこともあるよね。仕方がないさ。大丈夫。大丈夫」と自分にいたわりの声をかけます。

それぞれ厳密に一分でなければならないということはありません。三〇秒ずつでも、二分ずつでも結構ですし、時間を計って行う必要もありません。この三つのステップを行う数分の間に、怒りやイライラの感情からほんのひとときでも離れることができるはずです。そこで切り替えスイッチが入るのです。

「さて、じゃあやるしかないか」「どこから始めるといいかな」などとプラス思考に変わり、頭がスッキリしてくると新たなアイデアが浮かんだり、適切な対処法が見えてきたりするかもしれません。

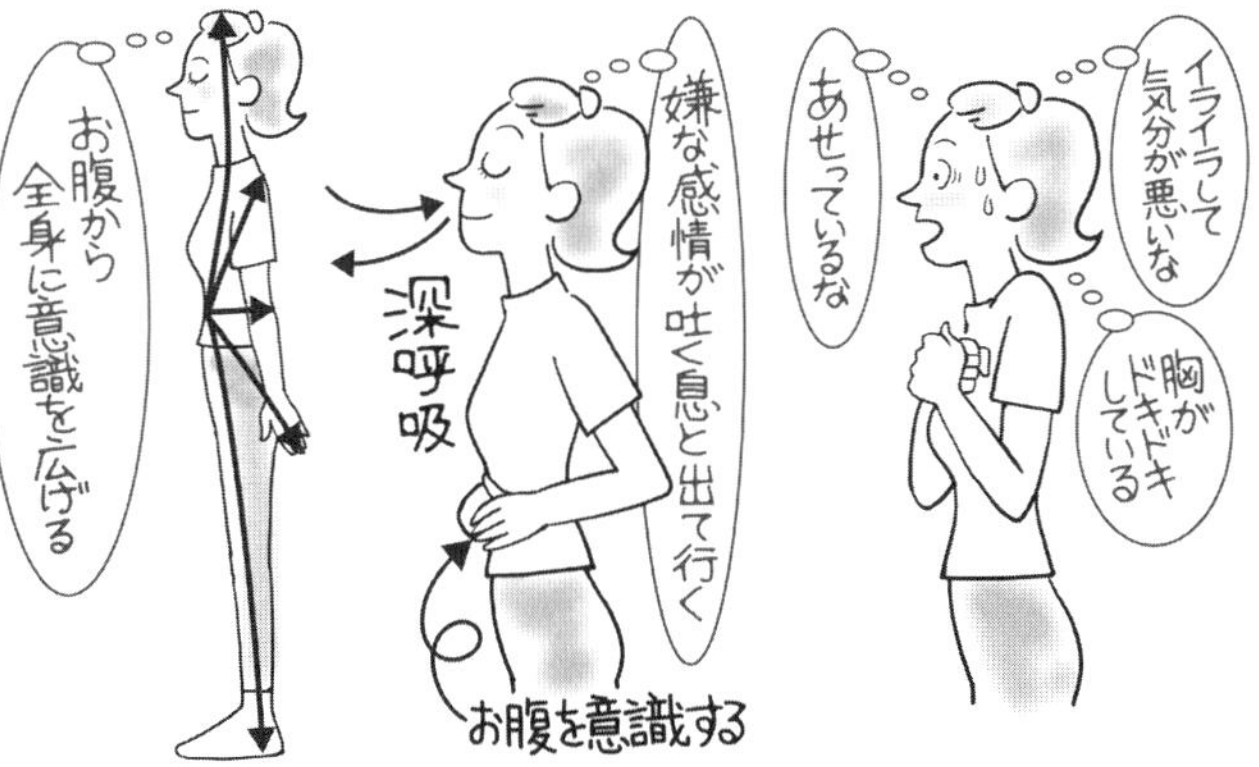
イライラして気分が悪いな
あせっているな
胸がドキドキしている
嫌な感情が吐く息と出て行く
深呼吸
お腹を意識する
お腹から全身に意識を広げる

つらく悲しいときは心に蓋をしない

「三分間呼吸空間法」は、悲しみの感情でうちひしがれているときも効果が期待できます。

死別体験や大きな災害に遭うなどのトラウマを抱えたとき、人はそれを考えないようにして心に蓋をしてしまう傾向があります。**自己防衛するために、つらさを表面に出さないようにする「抑圧」や、そこから離れて見ないようにする「回避（逃避）」をして、心の奥底に押し込んでしまうのです。**

しかしそれだと、あとで必ずほころびが出てきてしまいます。ＰＴＳＤ（心的外傷後ストレス障害）になることもあります。ＰＴＳＤは強い精神的ストレスが心のダメージになって、時間がたってからも、その経験に対して強い恐怖を感じるもの。突然恐怖が甦るフラッシュバックや、めまいや頭痛といった自律神経症状など、体にも不調をきたしかねません。

そうなる前に「三分間呼吸空間法」を行うと、大きな癒しの力になります。もちろん、そうなってからも効果はあります。

「大切な人が亡くなってしまった」「すごく悲しい」「胸が締め付けられて苦しい」というように自分の感覚を三つに分けてそれぞれを認め、「大切な人を失って、悲しいのは当然だよね」『つらいね。悲しいね。涙が止まらないね」と自分をなぐさめ、癒してあげる言葉をかけましょう。

人は、他人が悲しんでいるときや苦しんでいる姿を見たとき、ごく自然に慰めの言葉をかけてあげます。しかし自分に対してはどうかというと、自分にやさしい言葉をかけてあげる人はあまりいないように思われます。

とくに日本人は自分に厳しく、なんでも抱え込んで自分にやさしくできない人が多いので、「がまんしなきゃ」「耐えなければ」と自分を叱咤する傾向が強いようです。前述した通り、自己肯定感（セルフ・アファメーション）の低さも一因でしょう。

私は、自分に対して思いやりの心をもつことが何よりも大事だと思っています。どんな自分であってもいい。自分を理解し、自分を愛し、慈しみの気持ちをもつことが、すべてをプラス方向に転じさせるきっかけになるのです。

「感情筆記法」で悩みや胸の内を吐き出す

みなさんは日記を書いていますか。

近頃は、日記代わりにブログでその日の出来事や自分の気持ちを綴っている方も多いようですが、ブログは人に見せるものなので、自分のすべてをさらけ出すわけにはいきません。

中にはブログに限らず、ツイッターやフェイスブックなどのＳＮＳで、幸せな自分、「リア充」な自分をアピールしながら、そこに理想の自分像を創り上げているけれども、じつは心に深刻な悩みを抱えていたりする方もいらっしゃいます。

しかし誰にも見られない日記なら、胸にたまっている思いのたけを全部書き出すことができます。書くことで嫌な感情が浄化され、心を整える効果もあるのです。

みなさんも何かつらいことがあったときは、自分の感情と向き合いながら、ノートなどに書き出してみてはいかがでしょうか。もちろん、パソコンでもかまいませんが、じっくりゆっくり向き合うには手書きがいいかもしれません。

ポイントは、事実を並べるだけでなく、感情を交えて書くことです。

「こんな状況だったから、とてもつらかった。相手への怒りも感じ、胸が張り裂けそうだった。街で楽しそうに歩いている人たちをうらやましく感じ、さらに悲しみがこみあげてきた」というように、そのときの感情を思い起こしながら書いていきます。

精神科の心理療法でも、過去に負ったトラウマで悩んでいる方たちに「感情筆記法」という方法で、その過去の感情をノートに書いてもらうことがあります。

アメリカで、戦争やテロ事件などで心に傷を負った人たちに当時の情景を思い浮かべてもらいながら心で感じたことを書いてもらったところ、とてもよい効果があったそうです。しかも、トラウマを乗り越えたばかりか、いままでよりずっとおだやかで心が安定した強い人格になったケースが多いと報告されています。思いやりや感謝の気持ちも増え、ポジティブな心に変化を遂げた人も多かったとのことです。

つまり、つらい経験に悩みつつも、そのトラウマを克服した人はポジティブな心に生まれ変われる可能性が高いということです。


仏教には「つらい経験が人を育てる」という考え方があります。それは人格を磨く上での修行になると考えます。どんな経験も無駄になるようなものはないとし、苦しみの渦中にある人にも、救いを与えるような教えです。


悩みのない人はいません。誰でも何かしらの悩みや苦しみを抱えて日々を生きています。

悩みは一人で抱え込まずに、家族はもちろん、同じ境遇にある仲間たちと共有し、支え合えるネットワークも必要です。そこで解決はしなくても、同じ悩みをもつ人たちから力をもらえるでしょう。

なんでも話せる仲間たちとの飲み会などで、グチを吐き出してもいいでしょう。「その気持ち、わかる、わかる。でもお互いに乗り越えようね」といってもらえるだけで、ちょっと前向きになれるものです。ただしこの場合、自分ばかりが一方的にグチを吐くばかりだと、周りの仲間がストレスをためてしまうことになりかねません。自分が吐き出した分、みんなの悩みにも耳を傾ける姿勢を忘れないようにしましょう。

つらいことは一人で心の中にため込まず、その都度吐き出していくとストレス発散になり、心の健康にもつながるのです。

一人芝居で「賢者」の自分がいることに気づく

自分の失敗が許せなかったり、過去を悔いて落ち込んだりするのはよくあることでしょう。みなさんも「ああ、とんでもないことをやってしまった。自分はなんて愚か者なんだろう」「そんなつもりじゃなかったのに、こんなことになるとは」と、自分を責めてしまうことって、ありませんか。

職場や学校での失敗はもとより、子どもにイラ立って、つい手を上げてしまい、あとで後悔しきりという親御さんもいると思います。もちろん反省は必要ですが、必要以上に自分を責めると、自分の心が悲鳴をあげてしまいます。

そういうときは、「賢者の椅子」を試してみませんか？

三つの椅子を用意して、一人芝居をしてみましょう。

①の椅子と②の椅子は向かい合わせて置きます。③の椅子は、①と②の椅子を横からながめるような位置に置きます。

①は失敗した人の役、③は審判役になって、②はその失敗を責める役、一人三役の一人芝居を演じてみるのです。

再現ドラマ風にやるなら、こんなかんじです。

まず①の椅子（失敗した役）に座ります。

「あんな暴言を吐いて、いまはすごく反省しています。ついカッとなってしまって、Aさんをひどく傷つけてしまいました」

次に②の椅子（責める役）に移動して

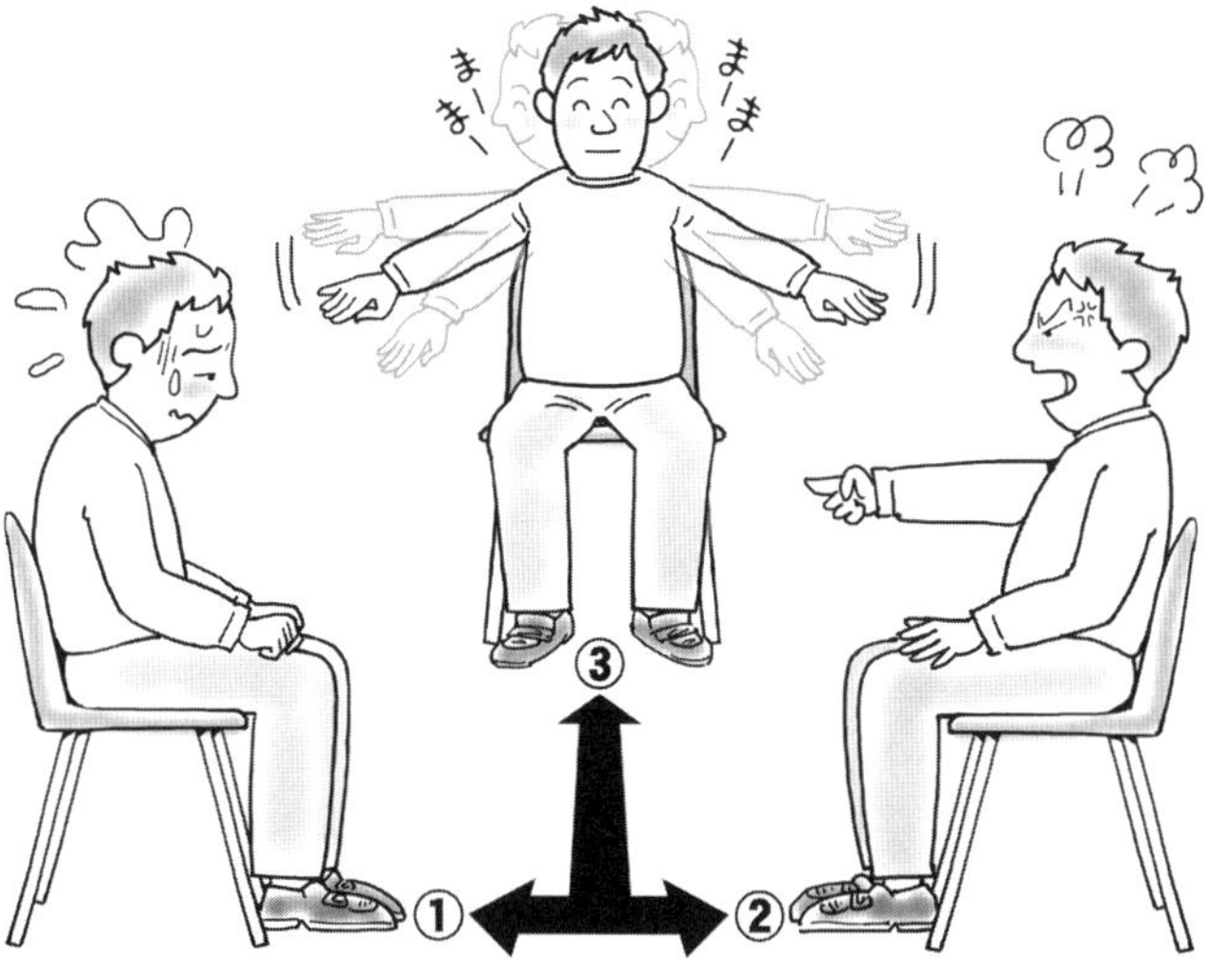

①の椅子のほうを向き、叱りつけます。

「君はいつもそう。すぐカッとなる。いってしまってから後悔するけど、しっかり反省しないからまた同じことを繰り返す！」

そして再び①の椅子へ座り、①の立場になって話します。

「悪気はなかったんです。売り言葉に買い言葉というか。でもあとで謝りました」

今度は②の椅子に移動して、再び①を責めます。

「でもあのいい方はないよね。あそこまでガンガンいうなんて、許しがたいよ」

①と②の役でさんざんいい尽くしたあと、最後に③の椅子（審判役）に座ります。

そこで二人の仲裁に入るのです。

いままでの二人の会話を客観的に聞いた上で、「まあ、誰にでもそういうことはあるよ。あとで誠実に謝ったのは偉いと思う。こうして反省もしていることだし、今回の失敗を胸に刻んで今後は気をつけようよ」と①に助け舟を出し、ポジティブな助言をします。そのとき、もしも本当に自分ではない他人である二人がもめていたら、こういって仲裁に入るだろうなと想像し、他人の事としてその役になりきってください。

「えーっ、そんなこと、なんだか恥ずかしくてできない！」という声も聞こえてきそうですね。でも一度やってみると、効果がわかると思います。人は、失敗したときは失敗した事実だけに目がいくので、なかなかポジティブな考え方になれないものです。強い落ち込みでいつまでも気持ちを立て直せないときは、ここまでやって初めてリセットできるようになります。

このやり方、実は心理療法の一つ「ゲシュタルト療法」の技法をアレンジしたもの。ひどく落ち込むことがあって気持ちの整理ができないとき、この一人芝居をやると、自分の中には自分でも気づかない、いろいろな考えがあると気づくことができます。怒られる側の心情にも目を向けることができるでしょう。だから叱る役も必要なのです。

そして、自分の中には「賢者」のような目で冷静に物事を見られる自分も存在し、寛容になれる心をもち合わせているということにも気づきます。他人に温かい言葉をかけてあげられても、自分にはできないという人はこのやり方ならすんなりいえるはずです。

これは悲しみや苦しみの感情に目を向け、マインドフルに受け入れる体験をしながら、賢者のような考え方に変えていく（気づく）のがねらいです。多面的に物事を見る力も培われ、生きやすくなるかもしれません。

さらに、それぞれの人の立場になって考えることができるようになり、人としていちばん大切な慈悲の心も生まれることでしょう。

マインドフルネスは、一人より「みんな」でやると相乗効果が

人は人生において、自分が置かれている環境で、自分の役割を作っている、あるいは演じているところがあります。

前項の「一人芝居」も、あえて三つの椅子を置いてロールプレイをするのは、それぞれの立場の役割になりきってもらうためです。これは頭の中だけでやってもうまくできませんが、実際にそれぞれの役を演じてみると、その役割をきっちり務めようとしている自分にも気づくと思います。

会社では係長だったり部長だったり、家では夫や妻だったり、子どもの親だったり、みなさんも社会生活においてはいくつかの立場や役割を務めながら生活しているのではないでしょうか。

「家族のために」「会社のために」とがんばって自分の役割をこなす一方で、少し無理をしていることも多いと思います。「本当は妹や弟のように親にわがままをいって甘えたいけど、私はお姉ちゃんだからしっかりしていなくちゃ」と自分にいい聞かせているお子さんもいることでしょう。

私が信州や小豆島《しょうどしま》などでファシリテーターを務める「リトリート」という泊りがけのプログラムがあります。数日かけてマインドフルネスや禅、ヨガなどを集中的に行うこの催しの目的の一つは、普段の自分の役割をひと時離れ、負担をなくすことにあります。

リトリートとは、日常のストレスのない環境でゆっくりと過ごし、自然の中で心身ともにリフレッシュすることです。リトリートは旅行とは少し違います。山や高原、海岸などの施設に滞在し、非日常に身を置いて瞑想するなど、リラックスした時間と空間で体や心のバランスを調整していくものです。

そこでは普段の自分の役割を脱ぎ去って、一人の人間として自分や自然と向き合います。そうすると心がオープンになりやすく、気持ちが楽になって、「こうすべきだ」

「こうしなければ」という心の縛りからも解放されます。

リトリートは自然の中に身を置いて「歩く、食べる、寝る、呼吸する」という当たり前のことをするだけです。しかし、そこに意識を集中できる環境に置かれるため、マインドフルネス瞑想にはぴったりなのです。

リトリートのよさは、それだけではありません。**瞑想を一人でやるより、集団でやることでさまざまな心理的効果があります。**例えば一人では気持ちが集中できないという人も、みんなで行うとその場の空気に影響されて続けられるようになることが多い

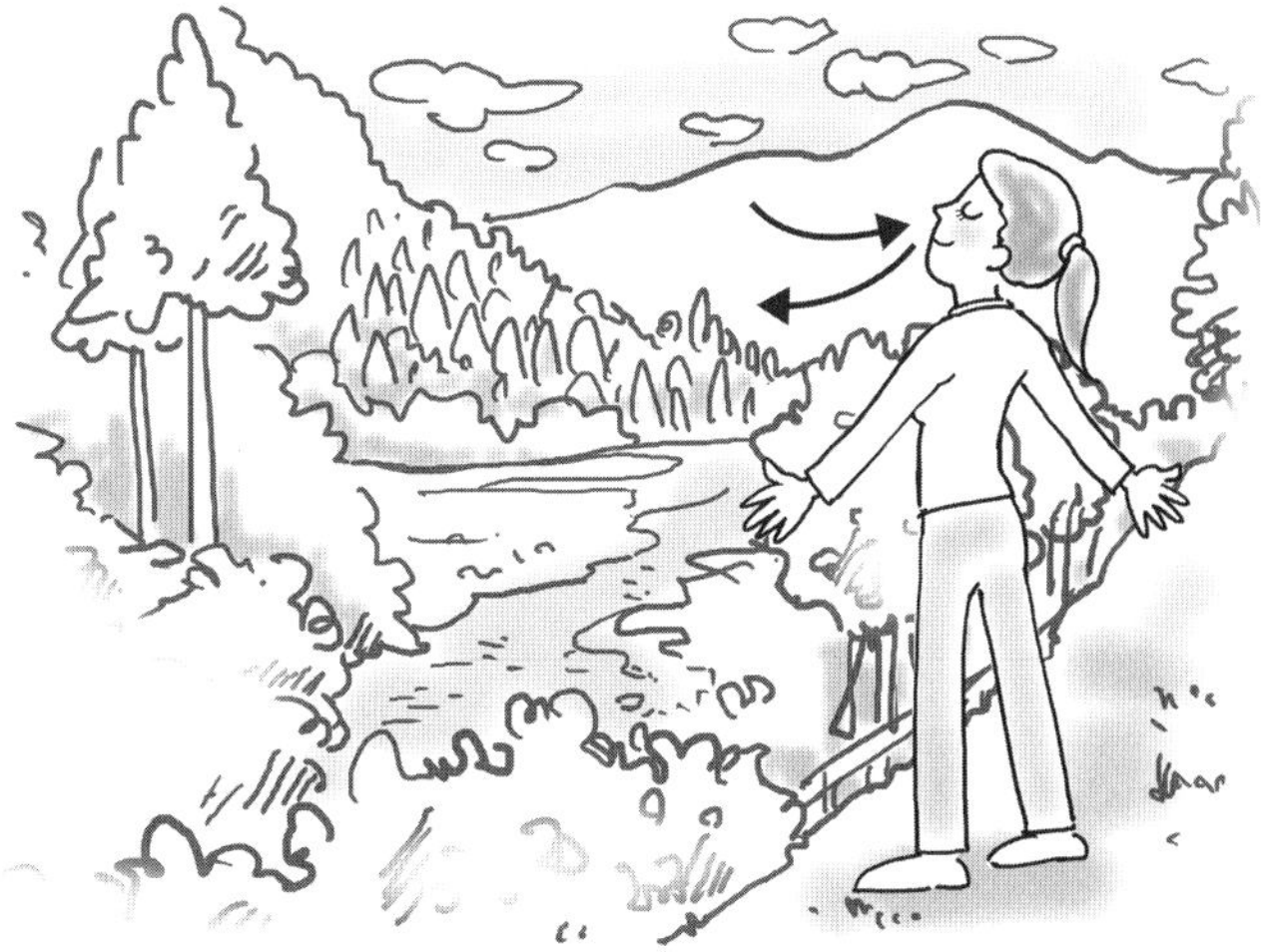

のです。

また、同じ目的で集まった人たちとは仲間意識が生まれます。一人だと気づかなかったことも、誰かがいい出して「ああ、そういうこともあるよね」とみんなで疑問と答えをシェアできます。

助け合いや共感の気持ちが自然に生まれるのも、集団でやるよさ。集団で瞑想すると、みんながおだやかな気持ちになるため、そこにいる人全員がそうなってほしいという思いを共有することになります。

その結果、思いやりの気持ちが育まれることになるのです。

仏教では「サンガ（僧団）」といって、僧侶も仲間たちと助け合いながら修行をします。いっしょに生活をしているうちに、人の振りを見て自分にも生かしたり、人に対して気配りができるようになったりして、他者への慈悲と共感の気持ちが育まれていくのです。欧米のマインドフルネス瞑想では、集団でやることをすすめていますが、そうしたさまざまな効果があるためでしょう。

大事なのは、みんなでシェアした体験を家にもち帰って、もう一度自分と向き合ってみることです。ぷち瞑想にも、その体験が生かされると思います。

睡眠に勝るリセット術はない

この章では、ぷち瞑想と並行して行うと効果があるリセット術をいろいろご紹介してきましたが、前述したように、やはり最高のリセット術は睡眠です。睡眠に勝るリセット術はありません。

何か気になることがあっていろいろ考えているときは、脳疲労を起こしていて、睡眠自体が浅くなります。睡眠が浅い状態は「レム睡眠」といって、夢を見るのもレム睡眠中です。レム睡眠だけでは疲労も取れにくいというもの。ですから、ずっと夢を見ているという人は脳の疲労だけでなく体の疲労も取れにくいので、朝起きてもグッタリという状態になりがちです。

夜、寝る前の瞑想をおすすめするのは、その日あったことをリセットするためです。

ぐっすりと眠りにつき、心身の疲れを取るためでもあります。

ここで、睡眠中の夢についてもお話ししておきましょう。夢と睡眠の関係を知ることで、「夜だけでも瞑想をしてみよう」と思うきっかけになるかもしれません。

夢はその人が眠り続けるため、つまり睡眠が分断されず、途中で起きてしまわないように見るといわれています。

どういうことかというと、人は眠っている間もいろいろな想念が頭に浮かんできています。想念が浮かぶと、人は覚醒してそれに対処しようとします。でも夢を見ることで無理やり寝かしつけ、睡眠を維持させているのです。

夢って、現実の情景とはちょっと形を変えて出てきたりしませんか。例えば、夢の中では、自分のいる場所がまったく知らないところだったり、小さい頃の自分に戻っていたり、脈絡のない不思議な内容だったりします。ぜんぜん違う世界に自分がいて、現実とのパラレルワールドでさまざまなことを体験しているようなかんじですよね。

なぜ、そうなのでしょう。それは、夢の内容が現実そのままの状況だったら、刺激が強過ぎて、ハッとして起きてしまうからです。だから夢の中では少し形を変えることで無毒化し、刺激を和らげていることになります。ずっと頭から離れない悩みや嫌なことが夢に出てきやすいのは、夢の中で疑似体験して消化させるため。「これは現実じゃない」となかったことにして、朝になるとそれなりにスッキリしています。

人間にはそういう「夢の検閲」能力が備わっているのです。

夢を見て驚きのあまり起きてしまうのは、「夢の検閲」が追いつかなくなるほどの強い思考刺激があるということです。夢で無毒化できないほど深層下に思い悩みやストレスがある状態ともいえます。

私たち精神科医は、患者さんに「よく眠れていますか。悪夢で起きたりしませんか」と必ず聞きます。ＰＴＳＤやトラウマをもっている人は、フラッシュバックした悪夢で飛び起きることが多く、とてもつらい状態にあると判断します。現実と変わらない状況の、とてもリアルな夢を見るのは、心が健康ではないことが多い。夢の検閲機能が作動していない、もしくは追いついていないことがわかります。

夢は朝起きて一五秒くらいは覚えているものですが、動き始めるとすぐに忘れてしまいます。しかし、忘れる夢は健康な夢です。よく「夢日記」を書く人もいますが、夢は悩みや嫌な現実などを消化するための反応なので、私はあまりおすすめしません。いままで無意識下にあった悩みまでフォーカスしてしまう恐れがあり、へんに意識してしまうこともあり得るからです。

さて、たっぷり寝たはずなのに、休み明けの月曜日の朝になると体が重いとか、気持ちがスッキリしないという方が多いかもしれません。これからまた一週間が始まると思うと、うんざりしてしまうこともあるでしょう。

新しい一週間の気持ちのよいスタートは、日曜日の朝の起き方にかかっています。

睡眠リズムは前日の朝から既定されているので、日曜日の起床時間が大事なのです。土曜日はゆっくり起きてもいいのですが、日曜日は平日と同じ時間に起きるようにしましょう。日曜日から助走をつけるようなものですね。

日曜日の夜はしっかり瞑想し、休息モードのスイッチを入れると良質な睡眠が得られて月曜日の朝も気持ちよく起きられます。

私の患者さんに、単身赴任をきっかけにうつになった方がいました。単身赴任の人は生活のペースが乱れやすいので、体調や心に影響が出やすくなるのです。しかし休日も決まった時間、ほぼ平日と変わらない時間に起きるようにしたら、うつもよくなりました。

マインドフルネス瞑想と睡眠医学は、このようにとてもつながりが深く、心身の健康に直結しています。ぐっすり眠って毎日元気に過ごすためにも、ぜひ「ぷち瞑想」を実践していただきたいと思います。

第四章

ぷち瞑想で、「変化」を体感する！

性格は いまから変えられる

あなたがこの本を手に取ったのは、もしかしたら「いまの自分を変えたい」「いまのこの状況を変えたい」と思ったことがきっかけかもしれません。「この本に出会えてラッキーだった！」と思っていただけていたらよいなと願います。

実際に、マインドフルネス瞑想を実践した多くの方が「変化」を実感しています。自分が変わった、考え方が変わった、日常生活が変わった、仕事のやり方が変わった、周りの人との関係が変わった……などなど。それは私が精神科医として実際に多くの方の声を聞き、その変化を見てきたからいえることでもあります。

例えば「性格」もそうです。**瞑想を続けていくと、なんでも悲観的に考えてしまうような人がおおらかな性格になったり、些細なことにビクビクしてしまう人が何事に**

も動じないドーンと構えられる人になったりすることがよくあります。

「私は昔からこんな性格だし、いまさら変わらないと思う」などと思い込む必要はありません。その〝思いグセ〟を根本から変えるのも、マインドフルネス瞑想なのです。

ではまず、その思いグセを取り去るためにも「性格」についてお話ししましょう。

人には生まれもった「気質」はありますが、「性格」は後天的に作られていきます。

気質と性格の二つを足して「人格」といいます。そして後天的に作られた性格は、あとから変えることができるのです。

お子さんのいる方ならおわかりだと思いますが、例えば生まれつき落ち着きのない子もいれば、おっとり構えの子もいるでしょう。それがもって生まれた「気質」といわれるもの。環境や親の教育、経験などに影響される前から備わっている気性です。

一方「性格」は、いろいろな経験や置かれた環境によって作られていきます。

幼い頃に何か失敗をして落ち込んでいたとき、大人から「まあ、やってしまったことは仕方がない」「たくさん失敗しても大丈夫」などと笑って受け止められると、気持ちが楽になって前向きになれたと思います。その逆のパターンもあり、ずっと威圧的な親の顔色を見ながら暮らしてきたというケースもあるでしょう。性格は、そういう経験の積み重ねや環境によって形成されていきます。

私の患者さんの例です。

彼は会社の同僚にボーリングやカラオケに誘われると、きっと自分がヘタなことをみんなで笑うために誘うのだろうと思ってしまうのだそうです。素直に「楽しそう！行こう！」とはならないんですね。

お酒の入った席などでは、人の失敗をおもしろおかしくネタにしたり、ちゃかしたりすることはよくあると思いますが、そこで自分もいっしょに笑うかムッとするか、はたまた落ち込むかは人それぞれ。なんでもマイナスにとらえてしまいがちな彼の性格は、過去の嫌な経験から形成されたのかもしれません。

幼い頃から「これができないあなたはダメな子」といわれ続けて育った人は、「自分は不完全な人間」という固定観念が構築されていることがあります。**そういう固定観念のことを「スキーマ」といいます。**多くの場合、一〇代前半くらいまでの人格形成期に体験したことが、スキーマとして心に埋め込まれると考えられています。

彼は自分に自信がなく、自己評価がとても低い人だったので、物事を歪めてとらえてしまう「認知の歪み」が自動的に出てきてしまうタイプでした。**理性に関係なく、自動的に出てきてしまう思考のことを、心理学では「自動思考」といいます。**「人より劣っている」というような自分で決めつけているスキーマ（固定観念）が、ふとしたとき自動的に出てきてしまうのです。

彼がつらく悲しい思いをしているのは、同僚に問題があるというよりも、彼自身のものの見方が歪んでいるためといえます。その「考え方のクセ」を修正していくために、治療と並行して瞑想をするようすすめました。

マインドフルネス瞑想をしていくと、本質的な自分と向き合うことで自己の受容性が徐々に高まってきます。「こんな性格の自分って嫌だな」という気持ちが薄れ、自分のすべてを許せるようになっていくため、スキーマに支配されて出てくる自動思考を止められるようにもなります。

彼も瞑想を続けるうちに、ありのままの自分を認められるようになりました。これはあきらかな変化です。自分への自信が芽生えてくると同時に、すぐに物事をマイナスにとらえる考え方のクセも直ってきました。そして苦手だった対人関係が、徐々に楽しいものになり、よい方向に向かったことはいうまでもありません。

子育てにも
マインドフルネスを取り入れて

幼い頃からの経験で性格が作られていくというと、子どもをもつ親御さんは自分の子育てが気になってくるかもしれませんね。

みなさんの周りには、人の気持ちをすぐ察することができる勘のいい人がいますか。そういう人は、幼少期から親がその人のほんの少しの変動でも気づき、声かけしたかどうかの経験が大きいのです。

子どもがどこかに行かないように囲ってしまう「過保護」ではなく、離れたところからそっと見守って、仮に泣きながら帰ってきたら温かい言葉をかけてやる。そういう親子関係の中で育ってきた人は大きくなったとき、ごく自然に人の気持ちに寄り添えるようになります。

かたや、「なんでも私にいって。私に話して！」と、くっついてきたがる人もいますよね。それは人の気持ちに寄り添っているように見えますが、じつはつねに誰かとつながっていなければさびしいという人に多いのです。**小さいときに親との距離が離れ過ぎていて、さびしい思いをしてきた人は、誰かと情緒的につながっていたいという気持ちが強くなります。**また、母親の立場になっても、自分の子どもに依存傾向の強い人は、幼い頃のさびしい経験が大人になっても尾を引いていることがあります。

そうしたことが少し頭に入っていると、「この人はさびしいのかもしれないな」と思いながら寄り添えることができますね。「自分がまさにそう」という方なら、さびしいと感じている自分がいることに気づき、自分の心に寄り添ってあげるといいでしょう。**瞑想をすると、自分への、そして他者への思いやりの心が育まれ、そこから対人関係にも変化が現れてきます。**

私は知人の先輩和尚さんが住職をされているお寺で開かれた一泊二日のワークショップで、小学校一年生から六年生の子どもたち五〇人くらいにマインドフルネスを実践してもらったことがあります。**印象深かったのは、子どもたちに「食べる瞑想」**

などのぷち瞑想を実践してもらったところ、みんなとても心が整っておだやかな顔つきになったことです。普段ワーワーと騒いでいる小学生でも、静かに三〇分以上も坐禅をすることができました。

好評だったのは、マインドフルネスを遊びバージョンにした**「思いやりボール」**。ボールを投げながら相手のいいところを口に出して、受け取った人は「ありがとう」といってから次の人に投げるという遊びです。例えばAちゃんがBちゃんに「メガネがかっこいい」といいながらボールを投げる。Bちゃんは Aちゃんに「ありがとう」といってから、Cちゃんに「食べ方がきれい」といいながらボールを投げるというかんじです。

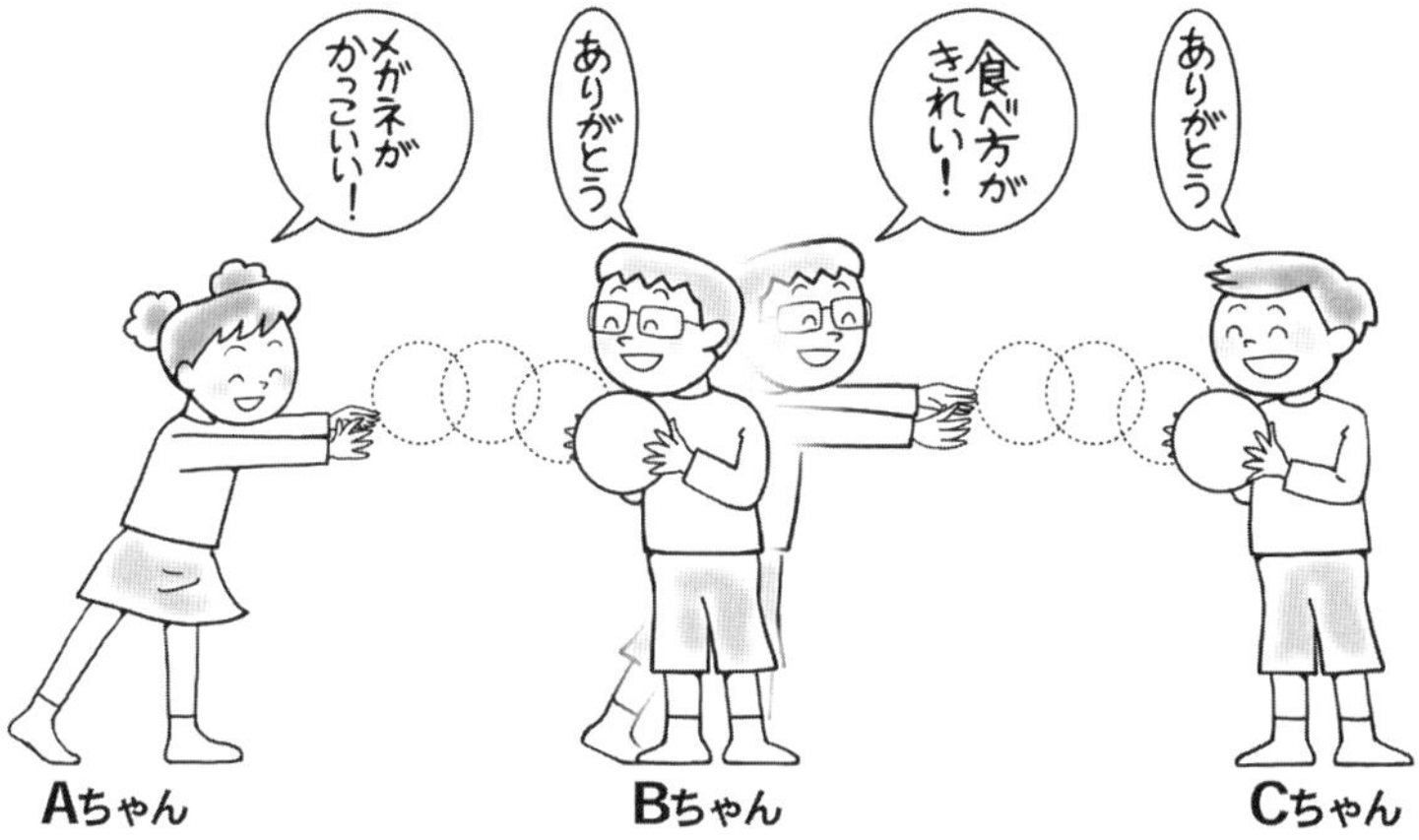

これはみんなに思いやりの心が生まれるゲームです。投げる子は相手のいいところを探して言葉にし、相手に「ありがとう」といわれると心地よい気分を味わいます。ほめられた子は「自分にそういういいところがあったのか」と気づくことにもなり、みんなワクワクしながらボールを待つようになります。

ご家庭でもできる遊びなので、ぜひやってみてください。

難しい年頃の思春期の子どもには、初めから「ぷち瞑想」や「キーアクション」をすすめてみてはいかがでしょう。

思春期は自分と人を比べたがる時期なので、より自分を高めたいと思うようになります。もっと部活で活躍したいとか、テストでいい点をとりたいとか、実力アップを目指しているお子さんには、「一日一分でもやってみたら？　集中力が上がって本番に強くなるよ」というすすめ方も効果的です。親のいうことを素直に聞けない年頃でもあるので、「大リーグのイチロー選手や、テニスのジョコビッチ選手もやっているらしい」といって、この本を渡してもいいでしょう。実際、早稲田大学で講師を務める知人が、授業の前に瞑想をしてもらったところ、学生さんたちの集中力がとても高まり、その後の意見交換も活発になったそうです。お子さんが興味をしめすような動機づけを与えて、瞑想を始めるきっかけとしてもいいと思います。

感謝の気持ちは連鎖する

子育て中に親が子どもに「ありがとう」ということはとても大事です。子どもはその言葉が頭にインプットされ、「自分が親を支えた」「次はこれをしよう」と思うようになり、健全な自尊感情が養われていきます。子ども時代、親や周りの人によく「ありがとう」といわれて育った人は、安定した自己肯定感を保ち続けることもできます。

大人同士の会話でも、最後に「ありがとう」という感謝の言葉で締めくくると、不思議なくらい自分の心が安定してきます。**ありがとうといわれた相手だけでなく、いったほうの本人の気持ちが満たされてくるのです。**

叱責を受けたときも「ごめんなさい」と謝ったあとに、「ありがとうございます」

といってみてください。「ありがとうございます。大変勉強になりました」「指摘していただいて助かりました。ありがとうございます」「お忙しいところ、こうして時間をさいてくださってありがとうございます」と。すると怒っている人は「叱ったことが役に立ったんだな」と思えてきて、悪い気持ちはしません。それで怒りのエネルギーが少しダウンして、叱り方がおだやかになったり、諭す口調に変わるかもしれません。

また「ありがとう」という言葉を口に出す際は、自分が感謝できるものを探すことになります。怒られながらも「この人の何に感謝しようかな」などと考えるので、心を向ける対象が怒られていることより、ありがたいことへの対象に目が向きます。

ありがとう探しをすることは、脳にもいい影響があることがわかっています。

感謝は人間関係の基本です。

おもしろいのは、感謝をすると自然に人やものが集まってくることです。感謝する人にはなんでもしてあげたくなったり、いい関係を築きたくなったりするものでしょう。**そして「ありがとう」が「感謝してくれてありがとう」の気持ちを生み、次々に連鎖していきます。**感謝する人に仕事やお金が集まってくるのも、当然の流れといえます。

人に感謝の言葉をいうのと同時に、自分の中に感謝の念が生じていると気づくことも大事です。そうすると日頃から感謝する習慣ができてきます。現代人は忙しさで心にゆとりがないせいか、いまこの状態に感謝することより、もっともっとと求める気持ちのほうが強くなっているようです。すべては授かりものという気持ちをもち、与えられたものに感謝することが大切だと思います。

まずは一日の終わりに、いまこうして瞑想の時間が作れた自分自身に感謝することから始めてみてはいかがでしょうか。

ものの見方が変われば世界も変わる

この章の冒頭に書いた通り、「いまの状況をなんとか変えたい」と思っている方はたくさんいらっしゃると思います。

自分の力で、人や世の中を変えられるわけではありませんが、物事の見方や考え方を変えると世界が一変します。瞑想実践者は、「嫌だな」「つらいな」と感じていた世界がまんざらでもないと思えたり、すばらしいと思えたりするようになったとよくいいます。**それは自分自身の、物事の「とらえ方」が変わってくるためでしょう。**

想念はすべて自分で作っています。自分を取り巻く世界は全部、自分が作り、自分の見方で表現しているともいえます。そう考えると、世界は自分の思い通りになるということです。

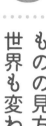

私には、精神科医になろうと考えたきっかけがあります。

ある法要のとき、ご家族が「おじいちゃん、これで楽になったね」とほほ笑みながらご遺骨に話しかけていました。悲しみの中にありながら、「病気の苦しみから救われてよかった」と何かよかった面を引き出して、心をなだめていたのかもしれません。

またあるとき、別のご家族の三回忌法要でのこと。「何もしてあげられなかったのが悲しい」とみなさん泣くばかりで、亡くなられて二年近くたっても悲しみの心の傷は一向に癒えていないようでした。

人が亡くなるのは誰にとっても悲しいことですが、そのとき私は、人それぞれのとらえ方の違いを目の当たりにしたような気がしました。物事はとらえ方次第で、心が楽になったり苦しくなったりする。そして心の苦しみで悩んでいる方たちが、そのつらさから解き放たれる方法があるはずだと考えて精神科医を志すようになったのです。

同じ状況に置かれても、その感じ方、とらえ方は人によって違います。

とらえ方の違いで、よく使われるのがコップの水のたとえですね。コップに水が半分入っていたとき、「もう半分しかない」と思うか「まだ半分もある」と思うかで、思考の違いや傾向がわかるといわれます。

しかしここで私がお伝えしたいのは、どちらがいいという話ではありません。プラス思考でもマイナス思考でも、またすべてを明るくポジティブに考えましょうとか、無理やりすばらしいと思うようにしましょうということでもありません。

むしろネガティブに感じたこともありのままに受け止め、受け入れていくのがマインドフルネスや禅の考え方。「中庸」という言葉があるように、どちらかに偏った考えに固執せず「ほどほどの考えを大切にしましょう」というのが禅の教えです。


自分のとらえ方が変わったことで、楽に生きられるようになった方は数多くいます。

ある男性は、自分が会社で正当な評価を受けていないと大きな不満を抱えていました。上司も同僚も気に入らないことだらけで、「あれもこれも怒りでいっぱい」というかんじです。毎日がおもしろくないので、当然、心も疲れていました。

しかし瞑想を始めて一か月ほどたった頃、彼の話の内容に変化があらわれました。「人のやることをあれこれ気にしても疲れるだけですね。怒るだけ損なかんじがしてきました」と、いつもの怒りの口調がトーンダウンしています。いままでは「自分は！

自分は！」だったのが、「上司や同僚もそれなりに大変なんだろうし」と、少し見方も変わってきたようです。

瞑想をすると、物事を俯瞰して見る目が養われるとともに、自分だけでなく、他人への受容性が増してきます。「あの人は間違っている。こうすべきだ」と決めつける考え方のクセが変わってきたのは、自然な流れといえます。


そしてまた一か月くらいたった頃、「上司も同僚もなんだかやさしくなって、会社に行くのがあまりつらくなくなりました」というではありませんか。

彼からしてみると、周りの人が変わったと思えたのかもしれません。しかしそれは違います。彼自身の、ものの見方や考え方が変わったことによる「変化」なのです。上司や同僚、会社は何も変わっていないのですから。たぶん自分のとらえ方が変わるにつれ、人を受け入れるような態度や言葉に変わっていったのでしょう。

自分の思い込みで決めつけていた考えを外していくと、いままで気づかなかったものが見えてきて、世界が一変するというのはそういうことなのだと思います。

思い込みを取り外して自分らしさを取り戻す

私はアルコール依存症の治療をする専門病院に勤めていたとき、とても大事なことを教わりました。先輩医師たちによると、**患者さん本人が「自分は変われる！」と自覚した瞬間に、きっぱりとお酒を断つことができるようになるというのです。それは本当にその通りでした。**

アルコール依存症の患者さんは「自分はお酒をやめられない」と思い込んでいます。ところが何かの体験をして「自分はやめられる」と自信をもったときから、どんどんよくなっていくことがわかりました。自分がのめり込める楽しみを見つけるとか、いままで気づかなかった自分の違った面を発見するとか、これで自分自身を変えられたという成功体験がさらに自信になっていくようでした。

人は案外、自分では意識していない思い込みがたくさんあります。

「普通はこうするものでしょう」「あの人はああいう性格だから」なんていうのも自分がそう思い込んでいるだけで、じつはそうじゃないこともあります。「私はこういう人間」「絶対できないに決まっている」というのも、そう思い込んでいるだけという可能性があります。同じように「瞑想なんかで変わるわけがない」と思い込んでいる方もいるかもしれませんね。

私はワークショップで、自分の思い込みに気づいてもらうため、自分に暗示をかけるストレッチを試していただくことがあります。

最初に前屈をし、そのとき自分の手がどこまで

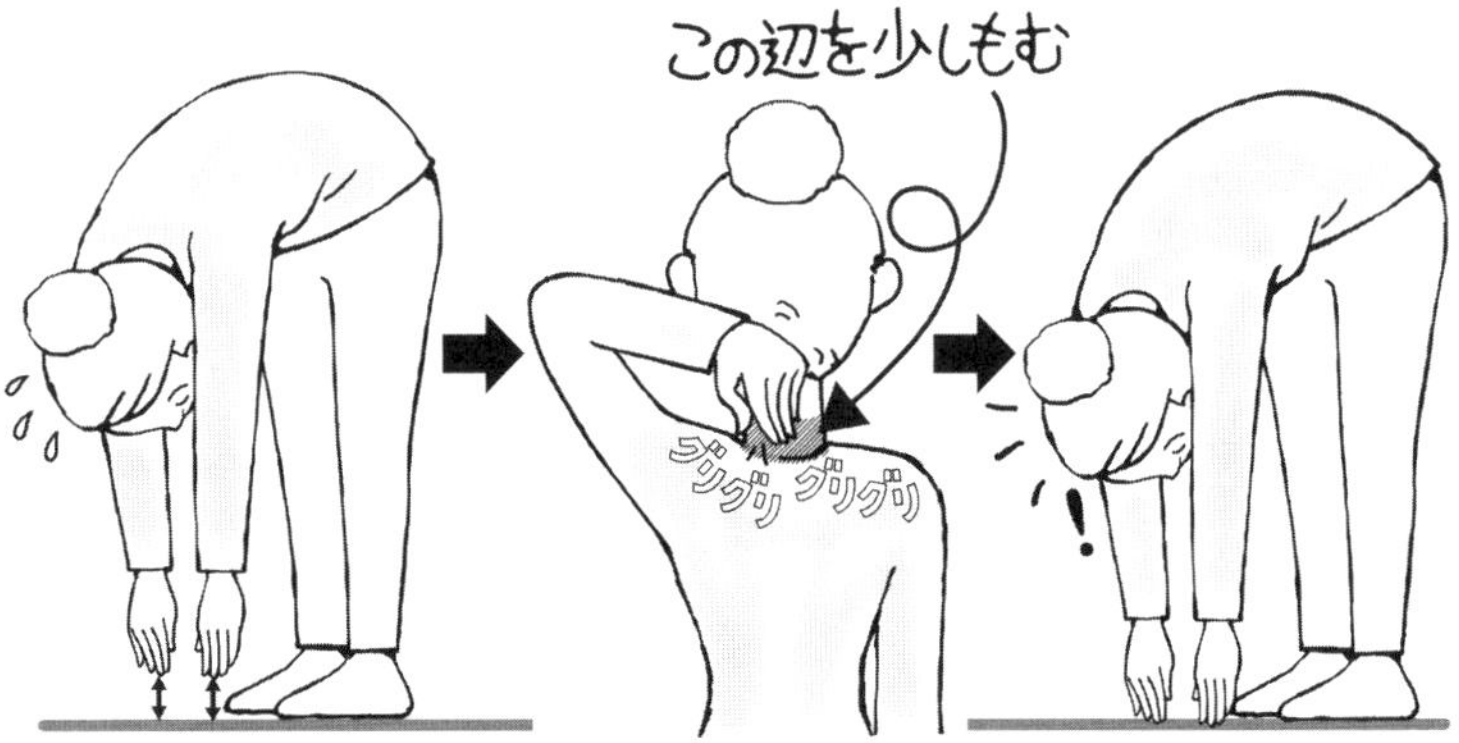

届いたか覚えておいてもらいます。次に、首の後ろの筋肉、背骨につながる手前の筋の部分を少しグリグリもみます。そのあとで前屈すると、手がさっきより下に届くことに気づきます。

「私は体が固いから、ここまでがせいぜい。これ以上は無理」と自分で思い込んでいた人は、そこで驚きの声を上げます。

これは筋肉が伸びたという指令が脊髄に伝わり、すべての筋肉が緩んでくるため。だからいつもより前屈が深くできるのです。つまり人間の脳や脊髄はイメージを高めることで筋肉の緊張度を変えることができるということ。脳で筋肉をだます実験といえます。

参加者は「脳のありようで、体も心も変われるんだ」と実感し、「できない」という思い込みを取り去ることになります。

大人になって分別がつき、さまざまな経験を積んだ結果、自分の中にメンタルブロックを作ってしまうことがよくあります。**メンタルブロックとは、行動をするまえに**

「できない」「ダメだ」「無理だ」と自分を抑えてしまう思い込みによる意識の壁のことです。人や社会とうまく折り合いをつけるために、自分を抑えてしまうこともあるでしょう。しかし本来の自分を出せず、素直な感情を抑え込んでいると、少し息苦しさを感じるときもあるはずです。

瞑想で自分の原点に戻れる時間をもつと、大人にありがちなメンタルブロックが壊され、「こうしなくては」「～に違いない」という思い込みも捨てられるようになります。すると自分にできることの可能性も広がってくるように思います。何よりも、自分らしく楽に生きられるようになるのではないでしょうか。

ぜひ試していただきたい「慈悲の瞑想」

ここまで何度も繰り返しお伝えしてきたように、瞑想によって本来の自分を受け入れて自己肯定感が養われてくると、他者への思いやりの気持ちが育まれてきます。

じつは私がいちばんいいたかったのは、そこでした。**瞑想によって育まれる「自分と他者に向ける慈悲の心」、つまり思いやりの気持ちがもっとも大切なことと伝えたかったのです。**でも自分自身のことで精一杯なときに、最初から「他者への思いやりの気持ちを」といわれても「それどころじゃない」と受け入れられないでしょう。それで少しずつ各所に入れながら最終章まで引っぱってきました。「どうりで何度も同じことを書いているのか」と気づかれたでしょうか。

ブッダは、この慈悲の気持ちをとても大事にしました。人が生きる上で、もっとも大切なことだからです。思いやりの心や感謝の気持ちをもつようになると、よい人間関係が築けるようになり、仕事や家庭、生き方、お金の回り方にも変化が訪れます。

瞑想で自分と他者への思いやりの気持ちが生まれたことにより、対人関係をはじめ、すべてがよりよい方向に向かった方たちのケースを見てもおわかりだと思います。

私の患者さんたちにはもう一つ、特記すべき変化がありました。

クリニックを受診するような方たちは、自分自身が大変な状態にあるので、人のことまで考える余裕はまったくといっていいほどありません。

それが瞑想によって回復してくると、「私が瞑想の実践でよくなったという経験を、症例の報告として多くの方に伝えてください」というまでになられたのは驚きでした。しかも一人や二人ではありません。自分が得して終わりではなく、自分の経験を人に役立てて、人を助けたいという気持ちが生まれてきたのです。「私もほかの人に瞑想を教えてあげたいのですが、どうしたらいいでしょうか?」と訊いてこられた方もいました。私としては本当にうれしいことです。

これが、薬だけでよくなったのであれば、そういう言葉は出てこなかったでしょう。

自分で自分の気持ちを整えて病を乗り越えたという自己効力感が、人のことまで考えられる気持ちの余裕を生んだのだと思います。そんな人たちを見て、瞑想が利他の心や慈悲の心を生むと確信するに至りました。

人は自己愛のためにいくらがんばっても、満たされない気持ちがずっと続きます。**人のため、誰かのために貢献できているという自分の存在意義は、幸福感や生きるモチベーションを上げることになります。**

定年後、お金はあるのに自分の存在価値がわからなくなって、うつ病などになる方と、他者のための活動に目覚めてイキイキとしたシニアライフを送っている方との違いはそこにあるような気がします。マインドフルネスを実践してから利他の精神が芽生え、ボランティア活動や地域の活動などに貢献する人が多くなるのは、生きる喜びの原点に気づいた結果ともいえます。

瞑想をしていくと、次第に人を思いやる心が生まれてきますが、最初からダイレクトに思いやりの心を育むための瞑想があります。

それは上座部仏教の修行者が実践する「慈悲の瞑想」です。これは他者に対する「思いやりの瞑想」ともいい、自分が幸せになりたいという願いを、心の中で他者に対しても同じように向ける瞑想。マインドフルネスの分野でも世界中の人々が実践しています。

最初に書いた通り、日本人は人には温かい言葉をかけてあげられるのに、自分に対してはけっこう厳しく、それができない人が多く、自分のことは後回しにしてしまいがちです。いくら自分にやさしい言葉をかけてあげましょうといわれても、ずっと自分のことを認められず、いたわることができなかった人には難しいと感じるかもしれません。

ならば、その心理を逆手にとって、先に他者のことを思いやる瞑想から始めるのならできるような気がしませんか。**まず、好きな人の幸せを願うところから始めると、自分自身にも気持ちを向けることができるようになると思います。**

やり方は簡単です。

始めに一分間か二分間程度、「呼吸瞑想」をします。そして、自分が好きな人の顔を思い浮かべ、

「あなたが幸せでありますように」

「あなたが健康でありますように」

「あなたが安全でありますように」

「あなたが心安らかに暮らせますように」と、他者の幸せ、健康、安全、平和を祈り、最後にふたたび呼吸瞑想を一～二分間行います。

どうでしょう。自分のことより人の幸せを願う自分がいることに、どこか幸せな気分になりませんか。「人の幸せを願う自分っていいいな」と思えるか

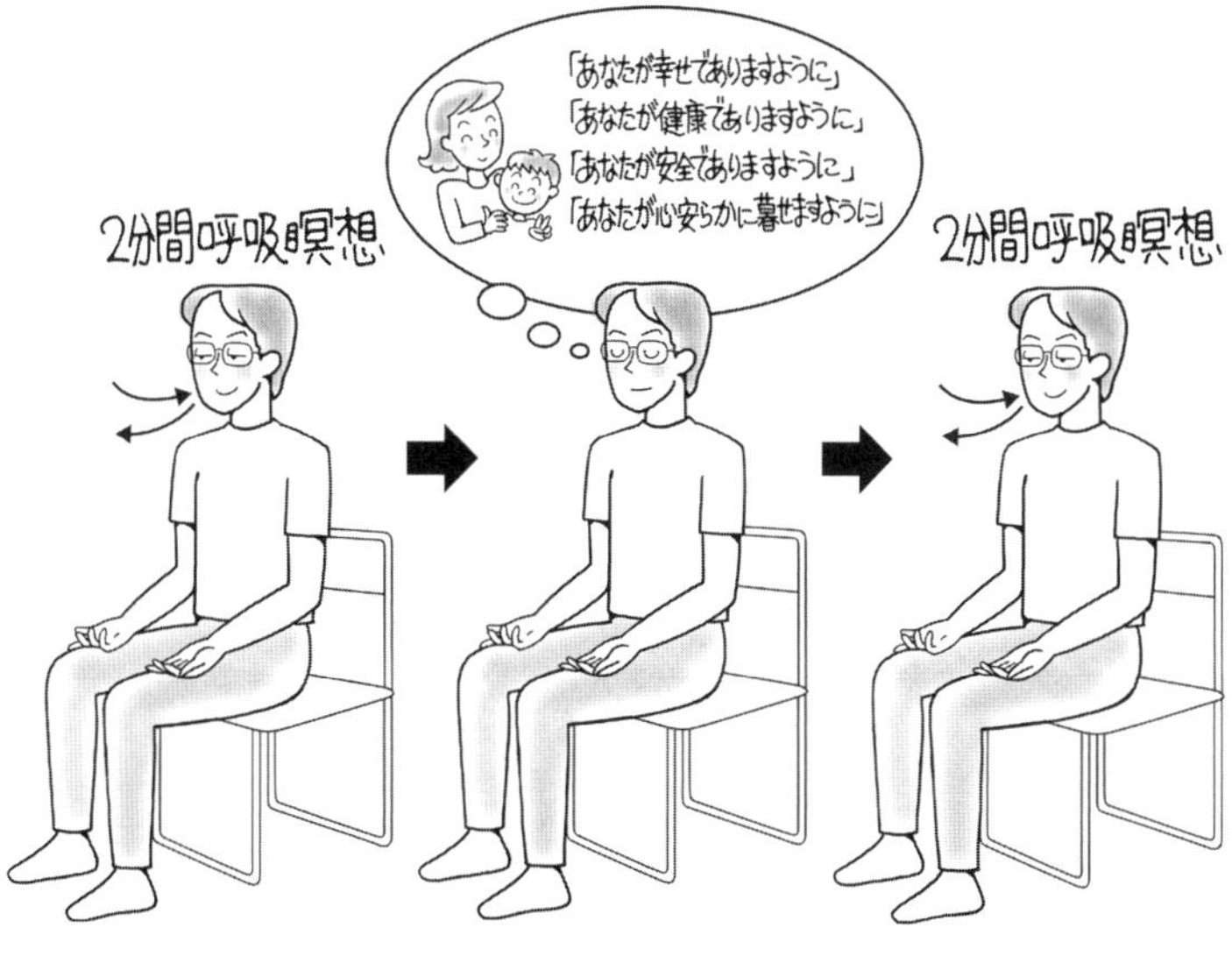
2分間呼吸瞑想
「あなたが幸せでありますように」
「あなたが健康でありますように」
「あなたが安全でありますように」
「あなたが心安らかに暮せますように」
2分間呼吸瞑想

もしれません。

自分に余裕のないときは自分のことで手いっぱいで、他人のことにまで気が回らないものですが、あえて自分を後回しにして人の幸せを願うと、温かい心に満たされている自分にも気づくと思います。

イメージする人は自由。自分が大切に思っている人の次に、自分自身にも同じ言葉をかけてみましょう。実はここが、とても大切なポイントです。**他者の幸せを願うばかりでなく、自分のことも大切にして初めて、真の慈悲心が養われるということを、ぜひご自身で実感していただきたいと思います。**そこまでできて、まだ余裕があるという方は、思い浮かべる人の範囲を広げていってみてください。お世話になった人、よいも悪いも印象がない人、そしてもし可能なら、嫌いな人や嫌われている人のことにも意識を向けてみます。


嫌いな人に対しては、なかなか素直に幸せを祈れないと思うので、次のような言葉を念じるといいでしょう。

「あの人は私と同じで、心や体、気持ちや考えをもっている」

「あの人は私と同じで、幸せになりたいと思っている」
「あの人は私と同じで、痛みや苦しみから解放されたいと願っている」
「あの人と私は同じで、これまでの人生でつらいことや、傷ついたことがある」と。
このときも最後に呼吸瞑想を一～二分間行って、心をリセットさせます。

ここで、この「慈悲の瞑想」を始める前にみなさんには知っておいていただきたいことがあります。**それは始めて少しすると、抵抗する気持ちが生まれてくることもあるということです。**

いままで自分にやさしくするという概念がまったくなかった人にとっては、自分に慈悲の感情を向けようとすると、「なんだ、この気持ちは！」と驚いて強い抵抗感が出てきます。困惑や否定したい気持ちが出てきて、やめたくなってしまうことがあるのです。これは「バックドラフト」現象といい、火事のときそれほど強い火ではなかったのに、密閉空間に穴が開いて空気が流れ込んだとたん突然爆発するという現象になぞらえたものです。

でもそこを乗り越えてもう少し続けていくと、だんだん気持ちがよくなって、自分を大切にできる気持ちが胸にストンと落ちるようになります。自分にそういうことが起きたとき、「ああ、あの本に出ていたバックドラフト現象かな」と思っていただければ、挫折せずに続けられると思います。

人間関係がよくなれば、すべての悩みは解決する

人の悩みのほとんどは人間関係から来ています。

ここでいう人間関係とは、身内や友人など自分の周りにいる人たちだけに限りません。会社に仕事を発注した会ったことのない取引先の人とか、不特定多数の関係者なども含まれます。

自分の仕事や収入につながる人は、自分の見えないところにもいます。顔が見えない発注先の期待に応えようとがんばっている仕事の悩み、自分や家族を守るために稼ぐお金の悩みも、突き詰めれば人間関係が発端となっている悩みです。

要するに人は、他人がいなければ悩みはなく、反対に他人との関係がなければ生きる喜びや感動も生まれないといえます。

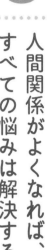

「慈悲の瞑想」で、イメージする人の中には「よい印象も悪い印象もない人」が入っています。ここがちょっと難しいところ。自分にあまり関係のない人には、なんの感情ももたないので意識を向けにくいですよね。でもその心理を逆に利用したものなんです。

普段は意識していない呼吸や歩行、自分の本質に心を向けるのと同じように、本来なら何も感情をもたないはずの人に意識を向けるのはマインドフルネスそのもの。その人たちのことを頭に浮かべ、「この人のおかげでこれもできるんだ」と考えてみると、いまの日常に感謝できるようになります。

この瞑想は自分の中に思いやりと慈しみの心を育み、ひいては温かく豊かな対人関係の構築ができるようになります。人の悩みの大半を占める人間関係の問題を改善に導く鍵となるかもしれません。

人は他人を変えることはできません。自分で変えられるのは自分だけです。自分自身を思いやり、他者を思いやって人間関係がよくなると、冒頭にあげた悩みの多くはほぼ解決するように思われます。

アメリカの心理学博士であるクリスティン・ネフ博士は、「セルフ・コンパッション（＝自己への慈しみの心）」についてのさまざまな研究から、**「あるがままの自分を受け入れ、自己への慈しみの心をもつことは、人間の生きる知恵だ」**という一つの結論に至りました。まさに禅の教えを科学的データで実証したものでした。

一部の効果・効能ばかりをうたったビジネス向けのマインドフルネスと、禅の考え方を入れたマインドフルネスの違いはそこにあります。他者への思いやりやさしさを養うことなくしては、ただのエクササイズで終わってしまうと思います。

以前、鎌倉・円覚寺の管長をされている、横田南嶺老師に教えていただいた、詩人・坂村真民さんの「二度とない人生だから」「今日一日は笑顔でいよう」という二つの言葉に、私は禅とマインドフルネスの本質を見た気がしました。今日が最後の一日だと思って、一生懸命に生き切る心そのものを指しておられたのです。

大切なのは、いま自分が心から楽しんでいるかどうかです。大人になって変わりばえのしない毎日を送ると「心の檻」の中に閉じ込められてしまいがちですが、その檻を作っているのは自分自身。心の檻から自由になれるのがマインドフルネス瞑想です。

瞑想は健やかな心と体を保つために、人間がもともと取り込んできた叡知。瞑想によって生きることが好きになり、笑顔で過ごせるようになるためにも、ぜひ実践していただきたいと思っています。

華道も茶道も、じつは禅がルーツ

日本には古来より、さまざまな「〇〇道」と呼ばれるものがあります。書道、茶道や華道のような趣味性の高いものから、柔道、弓道や剣道などの武道など、幅広いものです。

相撲も神事から発展した国技ですが、「相撲道」ともいわれます。昭和の名横綱である双葉山は、当時前人未到の六九連勝を成し遂げましたが、七〇連勝がかかった一番に敗れ、「我、いまだ木鶏《もっけい》たり得ず」という言葉を残しています。木鶏とは、相手に左右されないという中国の故事を引用しています。

本来、これらのものは人と争うものではありません。柔道や剣道などは、その競技性からスポーツとして認知され、オリンピック競技になったものもあります。でも、本来は、「○○道」には順位も、メダルも、チャンピオンもいないのです。ただただ、その道にまい進し、おごることなく精進するものなのです。

じつは、それらはすべて禅がルーツです。相手のあるものは、「礼に始まり礼に終わる」という言葉があるように、相手を最大限に尊重します。そして、競争の対象ではありません。

茶道にしろ、柔道にしろ、本来はその「道」を個人で深く探求し、終わりなき道を極めることが大切なのです。そして、その道の名人といわれる人ほど謙虚であり、どれほど周囲から称賛されようと、自分の目指すべき道をただただ淡々と進んでいかれます。

そういう人は、人としても非常に魅力的です。禅においても、高僧となられるような方は、地位が高くなればなるほど謙虚で、人間的な魅力も増していき、周囲の人から愛され、そのお話を求めて多くの人が集まるようになるものです。

おわりに

「誰にでもわかりやすい、瞑想の入門書を作りたい」との思いでこの本を書かせていただきました。少しでもやってみようかなと思っていただけたならば、心からうれしく思います。

じつは私、中学時代から大学卒業まで、競走部で陸上の短距離選手として走っていました。高校の頃、同期の部員仲間と談笑しながら準備運動のストレッチをしていると、顧問の先生から「ストレッチをやるときは、どこの筋肉が伸びているか感じながら集中してやりなさい」とアドバイスされたことを思い出します。当時はその意味がわからず、「たとえお喋りしながらでもちゃんとできるのに……」と思っていました。

ところが大学になって、いよいよ本格的に練習に打ち込むようなった頃、なんとなく気がそれたままストレッチをしてしまったまさにその日に、太ももの肉離れを起こしてしまいました。「そうか、ケガを防ぐための方法を先生は教えてくれていたのか」と納得した、私にとっての「気づきの体験」でした。

大学卒業後、医師として六年ほど臨床経験を積み、そして三〇歳になって禅の修行のため建長寺専門道場に入門しました。その修行生活の中で私は、二度目の気づきの体験をすることになります。

三年半の修行中、幾度となく老師（道場の指導者）や先輩修行僧から教えていただいた、禅修行の基本的姿勢がすべて、高校時代に顧問の先生から受けたあの助言とまさに同じだったのです。草むしりをしているときには草一本一本に、米を炊いているときにはかまどの火加減と湯気の出方に、お経を詠んでいるときには経本の一文字一文字に、全神経を注いで一心に取り組みなさいという禅の教えは、スポーツの世界でも生かされていたのです。日本における禅の精神は、芸術、スポーツ、教育、そしてビジネスの分野にも内包されているとして、いまや世界から注目を集めています。修行生活を通してその一端に触れた私は、林香寺に戻って住職になってからも、広く日本人の心に備わっているはずの禅の美学を、もう一度呼び覚ますことができたら、と希望をもち続け、新しい禅の解釈であるマインドフルネスにも積極的に取り組んでいます。

この本でご紹介した瞑想法はとてもシンプルで手軽なものですが、そのどれもが、日々実践を続けることで必ずや「気づき」と「受容」の心を育み、やがては禅、そしてブッダの教えの本質である「自利利他円満（自らを思いやり、他者に手を差し伸べる心）」を成しうるものであると確信しています。

最後になりますが、この本を世に送り出すにあたっては、多くのみなさまにお力添えいただき、またお知恵をお貸しいただきましたことに心より御礼申し上げます。とりわけ、いつも温かな笑顔で気づきに満ちた助言を与え続けてくださった清流出版の古満温さん、日常生活における深い洞察から数々の重要な着眼点をご教示くださった浅野祐子さんには感謝の念が尽きません。お二人と出会えたこのご縁は私の宝物です。

この本をお読みいただいたみなさんの心に、清らかなそよ風が心地よく流れ、さらにはその風がみなさんの周りの多くの方たちの心を、ひいては世界中の人たちの心を、清浄にしてゆくことを願って止みません。

二〇一八年二月

川野泰周 合掌

川野泰周（かわの・たいしゅう）●臨済宗建長寺派林香寺第19代住職、精神科・心療内科医。1980年、横浜市生まれ。慶應義塾大学医学部医学科卒業。臨床研修修了後、慶應義塾大学病院、国立病院機構久里浜医療センターなどで精神科医として診療に従事。2011年より建長寺専門道場にて3年半にわたる禅修行。2014年より横浜市にある臨済宗建長寺派・林香寺で住職を務める。その傍ら、都内及び横浜市内のクリニックなどで精神科診療にあたっている。薬物療法や従来のカウンセリングだけでなく、マインドフルネス瞑想や禅の要素を積極的に取り入れた診療を行っている。著書に『あるあるで学ぶ 余裕がないときの心の整え方』（インプレス）、『悩みの9割は歩けば消える』（青春出版社）、『脳がクリアになるマインドフルネス仕事術』（クロスメディア・パブリッシング）がある。

ぷち瞑想習慣

思いついたら始められる心の切り替え方

2018年2月26日発行　［初版第1刷発行］

著者　川野泰周

発行者　藤木健太郎

発行所　清流出版株式会社
東京都千代田区神田神保町3-7-1　〒101-0051
電話　03-3288-5405
http://www.seiryupub.co.jp/
（編集担当　古満　温）

印刷・製本　図書印刷株式会社

乱丁・落丁本はお取り替えいたします。

ISBN 978-4-86029-471-7